計画・実施・評価を循環させる授業設計

看護教育における講義・演習・実習のつくり方

野崎真奈美 順天堂大学大学院医療看護学研究科・教授
水戸　優子 神奈川県立保健福祉大学保健福祉学部看護学科・教授
渡辺かづみ 山梨県立大学看護学部看護学科・准教授

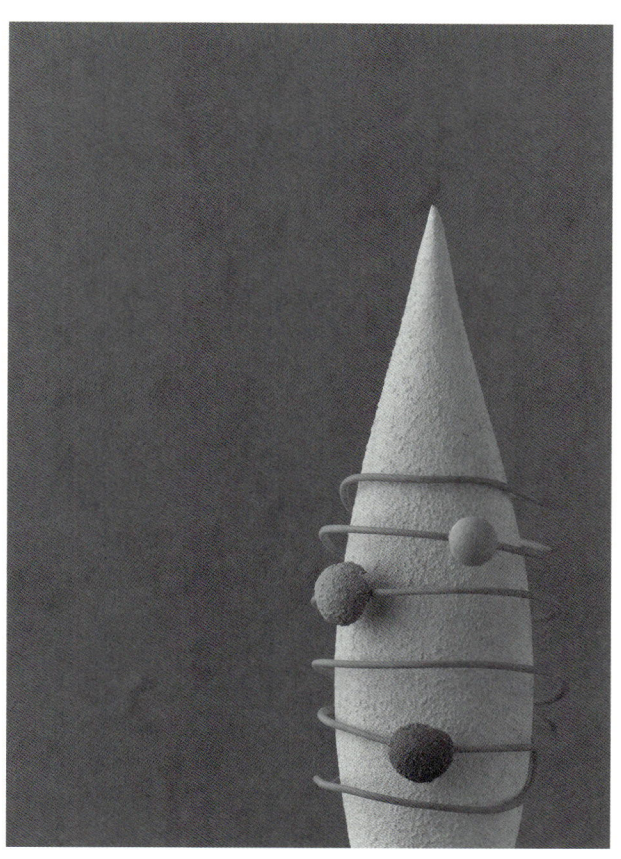

医学書院

野崎真奈美(のざき　まなみ)
順天堂大学大学院医療看護学研究科・教授
2005年，早稲田大学大学院人間科学研究科博士後期課程修了．
臨床で整形外科看護および手術室看護に携わり，その後，聖路加看護大学看護学部助手，埼玉県立大学短期大学部講師，東邦大学医学部看護学科准教授・看護学部教授を経て，2017年より現職．
博士(人間科学)．

水戸優子(みと　ゆうこ)
神奈川県立保健福祉大学保健福祉学部看護学科・教授
2002年，聖路加看護大学大学院博士後期課程修了．北海道大学医学部附属病院で臨床看護に携わり，その後，札幌医科大学保健医療学部助手，東京都立保健科学大学保健科学部講師，神奈川県立保健福祉大学保健福祉学部准教授を経て，2012年より現職．
博士(看護学)．

渡辺かづみ(わたなべ　かづみ)
山梨県立大学看護学部看護学科・准教授
聖路加看護大学(現 聖路加国際大学)看護学部卒．聖路加国際病院 ICU などで，臨床経験を積む．2002年，兵庫県立看護大学(現 兵庫県立大学)大学院看護学研究科博士後期課程修了．福島県立医科大学看護学部講師を経て，2004年より現職．博士(看護学)．

計画・実施・評価を循環させる授業設計
— 看護教育における講義・演習・実習のつくり方

発　行	2016年1月1日　第1版第1刷Ⓒ
	2020年6月15日　第1版第2刷
著　者	野崎真奈美・水戸優子・渡辺かづみ
発行者	株式会社　医学書院
	代表取締役　金原　俊
	〒113-8719　東京都文京区本郷1-28-23
	電話　03-3817-5600(社内案内)
印刷・製本	三美印刷

本書の複製権・翻訳権・上映権・譲渡権・貸与権・公衆送信権(送信可能化権を含む)は株式会社医学書院が保有します．

ISBN978-4-260-02387-0

本書を無断で複製する行為(複写，スキャン，デジタルデータ化など)は，「私的使用のための複製」など著作権法上の限られた例外を除き禁じられています．大学，病院，診療所，企業などにおいて，業務上使用する目的(診療，研究活動を含む)で上記の行為を行うことは，その使用範囲が内部的であっても，私的使用には該当せず，違法です．また私的使用に該当する場合であっても，代行業者等の第三者に依頼して上記の行為を行うことは違法となります．

JCOPY 〈出版者著作権管理機構　委託出版物〉
本書の無断複製は著作権法上での例外を除き禁じられています．複製される場合は，そのつど事前に，出版者著作権管理機構(電話 03-5244-5088，FAX 03-5244-5089，info@jcopy.or.jp)の許諾を得てください．

序

　1992(平成4)年に施行された「看護婦等の人材確保の促進に関する法律」を受け，看護系大学の増加はとどまるところを知らず，看護教員の需要も高まりつづけている．看護教員になるためには各教育機関の要件を満たす必要がある．

　専修学校や各種学校などの場合は，「看護師等養成所の運営に関する指導要領」に準じて，5年以上の看護師経験と看護教員養成講習や実習指導者研修を受ける必要がある．大学の場合は，大学設置基準の第4章「教員の資格」にある教授，准教授，講師，助教，助手の能力を有する者の条件を満たす必要があるが，教員免許や教員養成講習・研修への参加は必須ではなく，大学院を修了したばかりの人でも教員になることができる．つまり授業設計・教育技法について習得する機会もないままに，教育現場に立たされるのである．いずれの教育機関においても，看護教員になるための免許は必要ではなく，授業をつくることに慣れていなくても，多様な背景をもつ学生への対応に迫られ，教育活動の難易度は高まるばかりであり，初めて看護教員になる人の困難は容易に推察できる．

　看護基礎教育課程は専門職を育成する場であり，看護教員が担当する授業は，講義，演習，実習と幅広く，高い看護実践能力と教育実践能力が求められる．そこで，授業をきっかけに学生が成長したと実感することができれば，教員はやりがいを感じ，自信を得て，次の教育活動への動機づけが高まるものである．授業が教員にとっての成功体験となるよう，よい授業づくりに励む必要がある．

　本書では，循環する授業をつくるためにPDE(plan, do, evaluation)サイクルを提案する．全章にわたってPDEサイクルを貫いている点が特長といえる．

　第1章では，循環する授業に必要な基礎的知識を提示し，循環する授業のしくみであるPDEサイクルについて紹介する．

　第2章では，planの段階として，授業計画の立案について紹介する．担当する授業で，教育機関の理念，教育目的・目標，カリキュラムを具現化する一連の過程について説明する．

　第3章では，doの段階として，授業の実施・展開のしかたについて，小さなPDEサイクルを循環させながら説明する．時代を反映した具体的な実践例についても紹介する．

　第4章では，evaluationの段階として，評価について紹介する．学生の成績をつけること，授業の運営の改善点を明らかにすることを目的として，代表的な教育評

価の方法について紹介する．

　第5章では，評価にもとづいて授業を修正・再構築することについて説明する．計画⇒実施⇒評価⇒修正（再構築）⇒実施と展開してこそ，PDEサイクルの循環が始まる．そのサイクルを循環させることで，**授業を改善**することができ，**学習者の目標達成度を向上**させ，また**教授者の教育技能の向上**につながると期待している．

　教育学知識の解説は体系書にゆずり，本書は実践に則して，授業のつくり方を具体的に解説している．本書を実用書として，現場の教育活動と理論をつなぐものとして活用していただければ幸いである．

　読者の教育活動において，本書を参考にした計画⇒実施⇒本書・体系書（教科書や専門書）を用いた評価・修正（再構築）⇒実施といったPDEサイクルを循環させ，よい授業づくりの一助となることを期待する．さらに，広く新人教員，新任教員，臨床指導者，指導にあたる先輩教員のみなさまに本書を手にとっていただき，率直なご意見やご批判を仰ぎたい．本書自体がPDEサイクルによって洗練され，みなさまとともに看護教育学の発展に貢献できるならばこのうえない喜びである．

　筆者3人が価値観を共有し，こだわりをもって本書を表現することができたのは，大学院生時代に看護教育学の哲学を吹き込んでくださった師のおかげである．恩師である小山眞理子教授に，また，本書を実現する機会を与えてくれた医学書院の北原拓也氏，執筆作業に寄り添い本書が世に出るまで根気よく支えてくれた吉田拓也氏，岡田幸子氏に心より感謝を申し上げたい．

　2015年12月

野崎真奈美
水戸　優子
渡辺かづみ

目 次

第1章 概論 （水戸 優子）

A 授業を成立させる要件　2
1 よい授業は絶え間ない研鑽によりつくられる　2
2 授業の成立要件　3

B 授業方法の種類と意義　9
1 さまざまな授業方法　9
2 講義　9
3 演習　12
4 実習　13

C PDEサイクルと授業設計　17
1 新たな循環サイクルの提案　17
2 PDEサイクルによる授業設計　17
3 授業を循環させる意義　18
4 広義・狭義の授業設計　18
5 授業設計の概要　20

第2章 授業計画の立案 （渡辺かづみ）

A 授業計画の立案を規定する項目　26
1 看護基礎教育課程　26
2 教育理念　28
3 教育目的・目標　28
4 カリキュラム　28

B 授業科目から単元の立案まで　31
1 授業計画立案の流れ　31
2 教材観　31

　　　　3　学生観　　34
　　　　4　指導観　　35
C　単元目標・指導目標の決定　　36
　　　　1　学習理論　　36
　　　　2　レディネス　　39
　　　　3　学習意欲・動機づけ　　39
　　　　4　指導目標　　44
D　指導案の具体例　　50
　　　　1　講義の指導案の実際　　51
　　　　2　演習の指導案の実際　　54
　　　　3　実習の指導案の実際　　60

第3章　授業の展開・実施　　（野崎真奈美）

A　授業実施前の準備　　72
　　　　1　講義・演習・実習の準備　　72
　　　　2　planの段階の準備　　73
　　　　3　doの段階の準備　　78
　　　　4　evaluationの段階の準備　　79
　　　　5　evaluationを次のplanに反映させる　　79
B　講義実施のポイントと注意点　　82
　　　　1　教育技法の工夫　　82
　　　　2　さまざまな教材を用いるタイミングとコツ　　85
　　　　3　休憩の持ち方　　85
　　　　4　授業の理解度をモニタリングする　　86
　　　　5　授業展開を生き生きしたものにする　　87
　　　　6　ハラスメントしない　　88
　　　　7　教員の身だしなみ　　88

C 演習実施のポイントと注意点 90
  1 学生の積極的な参加を促すポイント 90
  2 思考過程を導き，意味づけを促す 92
  3 演習の強みを活かす 94

D 実習指導のポイントと注意点 95
  1 各実習の位置づけの理解 95
  2 実習を円滑にスタートさせるための準備 96
  3 実習の効果的な指導方法 98
  4 場面に応じた実習指導のポイント 100

E アクティブラーニングの特徴と用い方のコツ 102
  1 協同学習 103
  2 PBL（problem based learning） 106
  3 プロジェクト型学習 108
  4 シミュレーション教育 109
  5 ポートフォリオ 111
  6 情報通信機器を活用した方法 112

第4章 授業の評価 （水戸 優子）

A 教育評価の概要 118
  1 教育評価の歴史 118
  2 教育評価の意義 120
  3 教育評価に共通する流れ 120
  4 教育評価の種類と関連する理論 121
  5 教育目標の分類体系と教育評価 122
  6 時期別に行われる教育評価 122
  7 対象別に行われる教育評価 124

B 成績評価 125
  1 成績評価の基準 125
  2 成績評価のための測定用具 128
  3 測定用具の種類と特徴 128
  4 成績評価の実施 134

　　　　5　採点と結果の処理　　135
　　　　6　結果の報告とフィードバック　　135
　　　　7　講義・演習・実習における成績評価　　135

C　活動・実践の質に関する教育評価　138
　　　　1　ポートフォリオ評価　　138
　　　　2　パフォーマンス評価　　140
　　　　3　ルーブリック評価　　140

D　授業評価　142
　　　　1　授業評価を行う意義　　142
　　　　2　アンケートの作成　　142
　　　　3　授業評価の実施　　145
　　　　4　教員自身へのフィードバック　　145

E　カリキュラム評価　146
　　　　1　大規模なカリキュラム評価　　146
　　　　2　小規模なカリキュラム評価　　148

第5章　評価にもとづく修正・再構築
（渡辺かづみ）

A　評価にもとづいた修正・再構築の意義　152
　　　　　何を修正し，何を修正しないのか　　152

B　修正の事例　154
　　　　1　カリキュラムの修正　　154
　　　　2　科目構成の修正　　154
　　　　3　授業設計の修正　　156

索引　163

【コラム】
進化した黒板の登場　84
よい授業を展開するためのヒント　89
PBLに関連する用語　107

装丁・本文デザイン　加藤愛子（オフィスキントン）
表紙作品　© visual supple/amanaimages

第 1 章

概論

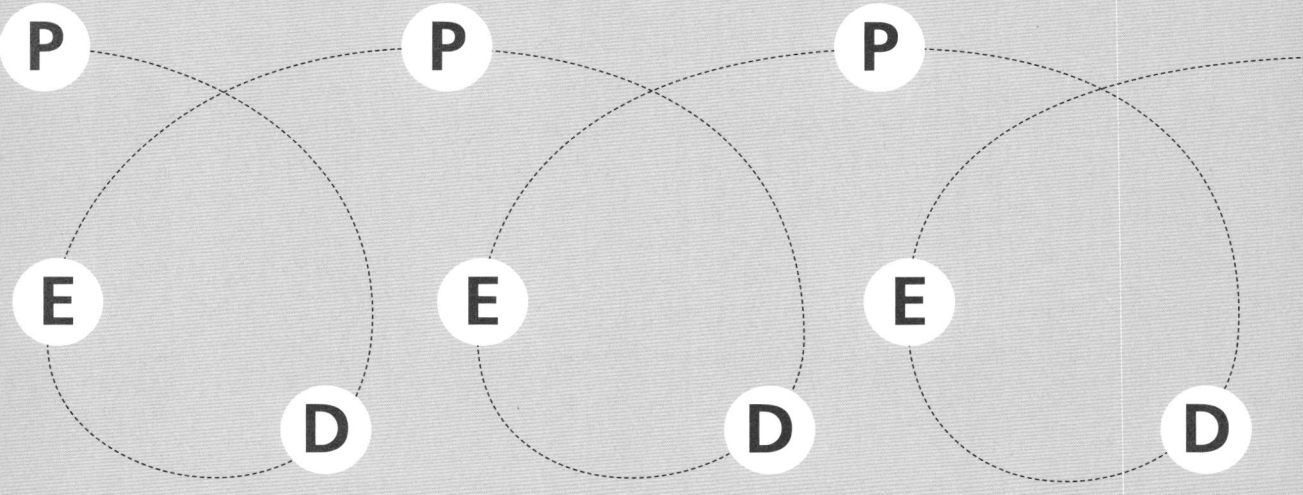

A 授業を成立させる要件

1 よい授業は絶え間ない研鑽によりつくられる

　看護教員や実習指導者になる人は，看護師としてある程度の経験を積み，看護のプロフェッショナルであることが多いが，教育活動においてはほぼビギナーといえるだろう．看護教員になるために教員免許は必要なく，看護教員養成講習や実習指導者研修を受けた人，大学院を修了したばかりの人も看護教員や実習指導者になることができるからである．そのため，授業をつくることにあまり慣れておらず，教授内容を羅列しただけの資料をつくり，一方的な説明に終始し，講義や実習をこなすことに精いっぱいで，授業を評価して改善するまでには至らないという現状があるのではないだろうか．

　しかし，それではいけない．看護教員になるために教員免許は必要ないが，看護基礎教育は，高等教育[*1]に位置づけられているからこそ，よい授業づくりのために教員の絶え間ない研鑽が必要なのである．また，学んだ知識，技術，態度を統合する大切な場面である実習において指導の中核を担い，かつ看護実践者としての手本を示す実習指導者にも，教員と同様に教育について学び，研鑽することが求められる．

　よい授業づくりのためにどうしたらよいのだろうか．その答えは，循環する授業をつくることである．循環する授業では，学校のカリキュラム計画から1コマの授業の計画，実施，評価まですべてがつながり，常に循環するものとしてとらえる．カリキュラム計画から授業までの一貫性を常に意識すること，授業の計画，実施，評価を常に循環して考え展開することで，よりよい授業づくりが可能になる．また，循環する授業をつくることにより，看護教員や実習指導者は自己教育力や研鑽力を身につけることができ，自らの成長も促される．

　本章では，看護教員や実習指導者に初めてなる人のために，循環する授業に必要な基礎的知識(用語解，関連性，構造)を提示し，次に循環する授業のしくみであるPDE(plan, do, evaluation)サイクルについて紹介する(図1-1)．

---

*1 高等教育とは，学校教育の最高段階の教育をいう．学校教育法第1条に定められている学校のうち，大学・大学院・短期大学・高等専門学校・専修学校・各種学校などの教育であり，高い教養，科学的探究，専門的知識・技術の付与などを目的とする．

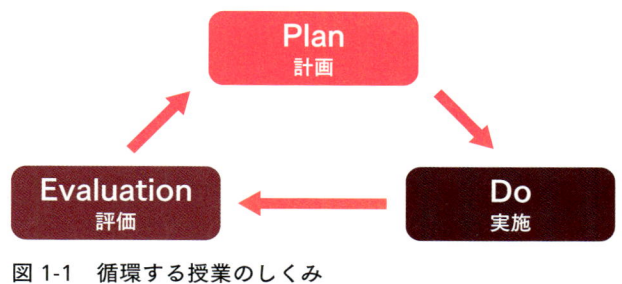

図 1-1　循環する授業のしくみ

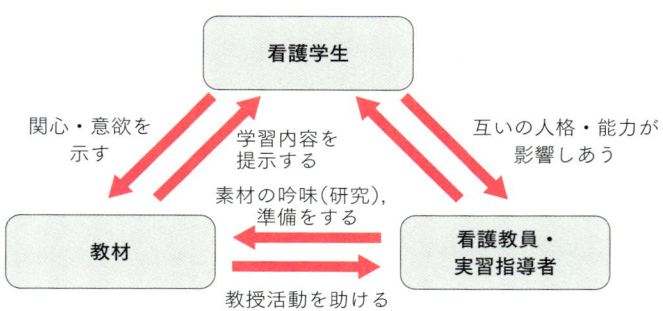

図 1-2　看護の授業を成立させる要件とその関係

2　授業の成立要件

　まずは授業について理解しよう．学校の教育活動の多くは「授業」を通じて行われる．授業とは，「一定の時間(単位)で展開される各教科の教授-学習活動であり，教育目標および学習目標への到達に向けて計画し，実施する営みのこと」をいう．教授-学習活動という言葉からわかるように，教員による教授活動の特徴，学生による学習活動の特徴，その両者の関係を理解することが大切である．また，授業で教える，学ぶ内容を具現化する教材も大切な成立要件である．つまり，看護教育において，看護学生，看護教員および実習指導者，教材の3つが，授業の成立要件であるといえる(**図 1-2**)．

2-1　看護学生

　一般的に看護学生とは，保健師課程，助産師課程，看護師課程，准看護師課程など看護基礎教育で看護学を学習する者をいう．

　看護学生としての要件をあげると，看護への関心があり学習意欲がある，学習しつづける体力がある，前提的な知識・技術を得ている，さらにいえば，各学校の教育理念・目標で掲げている看護者になる資質を備えていることも含まれるだろう．

表 1-1 「保健師助産師看護師学校養成所指定規則」「学校教育法」による看護学生（看護師課程）の入学資格

保健師助産師看護師学校養成所指定規則
第4条　1　学校教育法第90条第1項に該当する者（同法に基づく大学が同法第90条第2項の規定により当該大学に入学させた者を含む．）であることを入学又は入所の資格とするものであること．

学校教育法
第90条　1　大学に入学することのできる者は，高等学校若しくは中等教育学校を卒業した者若しくは通常の課程による12年の学校教育を修了した者（通常の課程以外の課程によりこれに相当する学校教育を修了した者を含む．）又は文部科学大臣の定めるところにより，これと同等以上の学力があると認められた者とする．
　　　　　2　前項の規定にかかわらず，次の各号に該当する大学は，文部科学大臣の定めるところにより，高等学校に文部科学大臣の定める年数以上在学した者（これに準ずる者として文部科学大臣が定める者を含む．）であって，当該大学の定める分野において特に優れた資質を有すると認めるものを，当該大学に入学させることができる．以下，省略．

〔保健師助産師看護師学校養成所指定規則，学校教育法より〕

　看護学生になるための資格は，保健師助産師看護師学校養成所指定規則（以下，指定規則）にて定められている（**表1-1**）[1,2]．看護師課程の学生でいうと，学校教育法第90条第1項にある大学入学資格に準じるものであること，つまり原則的には高等学校を卒業した18歳以上の者である．

　ただ，看護学生といっても，一律にはとらえきれない．この年代は青年後期に属し，身体活動も知的活動もより活発になる時期であるとともに，心理的葛藤や衝動性が生じる時期でもあり，学習途上で精神的動揺が生じて学校を休んだり，進路変更を希望する学生がおり，精神面の相談や支援が必要になる場合も多い．一方，近年は，社会人経験があり，年齢の高い看護学生が増えてきている．このような看護学生は，高等学校を卒業したばかりの看護学生とは異なる特性や学習ニーズをもっている[3]．共通する特性を把握しながら，個別的な特性も理解する視点が大切である．

2-2　看護教員・実習指導者

　看護教員とは，看護教育において教育活動を行う者である．看護教育には，保健師課程，助産師課程，看護師課程，准看護師課程などの看護基礎教育と卒後教育や現任教育などの看護継続教育があるが，本項では看護基礎教育で教育活動を行う者とする．看護基礎教育機関には，大学，短期大学，専修学校，各種学校，高等学校などがあるが（☞26頁），これらの教育機関に従事する者を総称して看護教員と呼ぶことが多い．

　看護教員全般に通じる要件をあげると，豊かな人格を備え，看護および教育への

熱意があること，看護学の教育内容と教育方法に精通していることである．また，前述したように，看護教員には，教員免許は必要ない（ただし，高等学校の教員には必要である）．その代わりに教育能力および看護職としての能力を磨くための研修・研究活動に自主的に取り組む必要があり，この点も要件といえる．

　また，教育機関に応じた要件もある．専修学校や各種学校などの看護教員の場合は，看護師等養成所の運営に関する指導ガイドライン（以下，ガイドライン）の「第5 教員に関する事項」にあるように，5年以上の看護師経験と専任教員として必要な研修を修了した者あるいはこれと同等以上の学識経験を有する者であることが要件である（**表 1-2**）[4]．短期大学や大学，大学院での看護教員の場合は，上記の要件とは別に大学設置基準の第4，あるいは短期大学設置基準の第7の「教員の資格」にある教授，准教授，講師，助教，助手の能力を有する者と認められることが必要である．

　広義の看護教員といえる実習指導者については，ガイドラインの「第8　実習施設等に関する事項」で，「実習指導者となることのできる者は，担当する領域について相当の学識経験を有し，かつ，原則として厚生労働省若しくは都道府県が実施している実習指導者講習会又はこれに準ずるものが実施した研修を受けた者であること」と規定されている（**表 1-2**）．この「必要な研修」は保健師助産師看護師実習指導者講習会実施要綱に明記されている（**表 1-3**）[5]．実習指導者もまた教育能力を高めていく必要があり，看護の能力に長け専門職業人として優れた人格をもっていることに加え，看護教育に関する研修（講習）を受けていることが必要な要件といえる．

2-3　教材

　教材（学習材）というと，授業で用いられる物的な資料や材料（例えば，教科書，ビデオ，配付資料など）をイメージしやすいが，本来は，教員と学生が教授-学習目標（指導目標）を達成するために吟味（研究）して選ばれた具体的な教授-学習内容や素材そのもののことをいい，知識や概念なども含んでいる．教材を選ぶ際には，**表 1-4**（☞8頁）に示すような基準がある．

　授業という限られた時間の中で効果的に教授-学習を行うために，教授-学習目標の内容を十分に反映し，かつ学生の興味・関心を引く教材が必要である．例えば，望ましい排便の量や性状をアセスメントする能力を育成するために，粘土を用いて模型を作製することもあれば，看護教員が自分の失敗経験を話すこともある．そのように看護教員はさまざまな工夫をはかっていく（☞74頁）．

　看護学実習では，援助的人間関係や倫理的問題への対応など，教授-学習するために最適な教材が多く存在するものの，実習中にその現象に遭遇する機会は偶発的であり，看護教員がその場面を準備したり，設定することは難しい．したがって看護教員には，教材として適切な場面や状況（素材の抽出）を見逃さず，瞬時に教授-学習内容の抽出を行い，教材化をはかる能力が求められる．

表1-2　看護教員・実習指導者に関する「看護師等養成所の運営に関する指導ガイドライン」の抜粋

第5　教員に関する事項
1　専任教員及び教務主任
(1) 保健師養成所の専任教員となることのできる者は，次のいずれにも該当する者であること．ただし，保健師として3年以上業務に従事した者で，大学において教育の本質・目標，心身の発達と学習の過程，教育の方法・技術及び教科教育法に関する科目のうちから，合計4単位以上（以下「教育に関する科目」という．）を履修して卒業したもの又は大学院において教育に関する科目を履修したものは，これにかかわらず専任教員となることができること．
　　ア　保健師として5年以上業務に従事した者
　　イ　(ア)から(ウ)までのいずれかの研修（以下「専任教員として必要な研修」という．）を修了した者又は保健師の教育に関し，これと同等以上の学識経験を有すると認められる者
　　　(ア)　厚生労働省が認定した専任教員養成講習会（旧厚生省が委託実施したもの及び厚生労働省が認定した看護教員養成講習会を含む．）
　　　(イ)　旧厚生労働省看護研修研究センターの看護教員養成課程
　　　(ウ)　国立保健医療科学院の専攻課程（平成14年度及び平成15年度　旧国立公衆衛生院の専攻課程看護コースを含む．）及び専門課程地域保健福祉分野（平成16年度）
(2) 助産師養成所の専任教員となることのできる者は，次のいずれにも該当する者であること．ただし，助産師として3年以上業務に従事した者で，大学において教育に関する科目を履修して卒業したもの又は大学院において教育に関する科目を履修したものは，これにかかわらず専任教員となることができること．
　　ア　助産師として5年以上業務に従事した者
　　イ　専任教員として必要な研修を修了した者又は助産師の教育に関し，これと同等以上の学識経験を有すると認められる者
(3) 看護師養成所の専任教員となることのできる者は，次のいずれにも該当する者であること．ただし，保健師，助産師又は看護師として指定規則別表3の専門分野の教育内容（以下「専門領域」という．）のうちの一つの業務に3年以上従事した者で，大学において教育に関する科目を履修して卒業したもの又は大学院において教育に関する科目を履修したものは，これにかかわらず専任教員となることができること．
　　ア　保健師，助産師又は看護師として5年以上業務に従事した者
　　イ　専任教員として必要な研修を修了した者又は看護師の教育に関し，これと同等以上の学識経験を有すると認められる者
(4) 准看護師養成所の専任教員となることのできる者は，次のいずれにも該当する者であること．ただし，保健師，助産師又は看護師として指定規則別表4の専門科目の教育内容のうちの一つの業務に3年以上従事した者で，大学において教育に関する科目を履修して卒業したもの又は大学院において教育に関する科目を履修したものは，これにかかわらず専任教員となることができること．
　　ア　保健師，助産師又は看護師として5年以上業務に従事した者
　　イ　専任教員として必要な研修を修了した者又は准看護師の教育に関し，これと同等以上の学識経験を有すると認められる者

第7　実習施設等に関する事項
1　実習指導者
実習指導者となることのできる者は，担当する領域について相当の学識経験を有し，かつ，原則として必要な研修*を受けた者であること．

*実習指導者の研修については，保健師助産師看護師実習指導者講習会実施要綱にて定められている（筆者注）．
〔看護師等養成所の運営に関するガイドラインについて（平成27年3月31日医政発0331厚生労働省医政局長通知）より〕

表1-3 「保健師助産師看護師実習指導者講習会実施要綱」の抜粋

<目的>
　保健師養成所，助産師養成所，看護師養成所若しくは准看護師養成所の実習施設で実習指導者の任にある者若しくは将来これらの施設の実習指導者となる予定の者，又は上記養成所において実習指導の任にある者に対して，看護教育における実習の意義及び実習指導者としての役割を理解し，効果的な実習指導ができるよう，必要な知識・技術を修得させることを目的とする．

<受講資格>
(1) 保健師養成所，助産師養成所，看護師養成所又は准看護師養成所の実習施設で実習指導の任にある者
(2) 将来，(1)の実習施設の実習指導者となる予定にある者
(3) (1)の養成所で実習指導の任にある者

<講習科目>
保健師助産師看護師実習指導者講習会講習科目の目標及び内容

区分	科目	目標及び内容	時間数	区分	科目	目標及び内容	時間数
教育及び看護に関する科目	教育原理	教育の意義や基礎的な概念について学ぶ 1) 教育の意義, 目的 2) 教育活動の特性 3) その他	6	実習指導に関する科目	実習指導の原理	実習指導の基本と実習指導のあり方等について理解する 1) 実習の意義 2) 実習指導者の役割 3) その他	15
	教育心理	人間の発達と教育過程における心理的な特徴について青年期を中心として理解する 1) 発達心理 2) 青年心理 3) 学習過程における心理 4) その他	18		実習指導の評価	実習における評価の意義や方法を理解する 1) 実習評価の意義 2) 実習評価の方法 3) その他	15
	教育方法	教育の基本的な方法や技術についての理解を深める 1) 授業の形態 2) 授業の方法 3) 教育方法と教材の活用 4) その他	30		実習指導の実際	実習指導の展開について理解を深め，演習等をとおしてその実際を学ぶ 1) 実数指導案の作成(課程別，学年別，授業科目別等) 2) 実習指導の展開と評価 3) その他	60
	教育評価	教育評価の意義と方法について理解する 1) 教育評価の目的と特質 2) 教育評価の方法と基準 3) その他	6	看護師2年課程通信制に関する科目	看護師2年課程通信制の教育制度	看護師2年課程通信教育の基本的な考え方及びその特徴について理解する 1) 通信制の目的・意義 2) 通信制の特徴・考え方・運営の基本	3
	看護論	看護の考え方を多角的に学び看護についての視野を広げる 1) 看護の概念 2) 看護の機能と役割 3) その他	18		学生の到達度の理解	1) 運営形態別の実習指導の方法，考え方，留意点 2) 学生の到達度の把握方法	6
	看護教育課程	看護師等の教育課程についてその概要, 看護過程の展開を学び実習指導につなげる 1) 看護教育課程(指定規則等) 2) 教育計画とその内容 3) 実習指導計画 4) 看護過程(事例を含む) 5) その他	30		実習指導の方法と留意点	通信制で学ぶ学生の実習指導方法について事例を通じて理解する 1) 事例(紙上学生)による実習指導演習	12
				その他	実習指導者の養成に必要と思われる教育内容とする		21
合計							240

〔保健師助産師看護師実習指導者講習会の実施要綱について(平成27年1月6日医政発0106第5号の目的および受講資格，講習科目を抜粋)より〕

表 1-4　教材を選ぶときの基準

1) 教授-学習目標，範囲を適切に反映(あるいは代表)した内容・素材であるか．
2) 不要に多すぎることや無駄な項目・内容を含んではいないか．
3) 内容・素材は抽象化，具体化が容易にできるものであるか．
4) 内容・素材のしくみ・構造，順序性は理解しやすいものであるか．
5) 学生の五感を刺激し，興味・関心，動機づけを高めるものであるか．

2-4　3つの要件の相補的作用

　看護教員・実習指導者は，学習内容や素材を吟味(研究)して教材として選び，授業の準備をする．教材は，授業の中で看護学生に学習目標や内容を提示する．そして，看護学生は看護教員や実習指導者と影響しあいながら学習活動を行うのである．このように授業が成立し，学生が学習目標を達成するためには，看護学生，看護教員・実習指導者，教材それぞれの要件がそろっている必要がある(**図 1-2**　☞3頁)．

　ただし，これら3つの要件が十分にそろっていなくても，それらの相補的な作用により，教授-学習目標が達成される場合もある．例えば，教員の豊かな人格に惹かれて，学習意欲の低かった学生が懸命に学習するようになることや，教育経験の浅い教員であっても，教材の面白さにより学生の興味・関心が高くなり，熱心に学習するようになることはよくある．能力の高い学生に，看護教員が助けられることもある．しかし，看護教員は，それに甘んじるのではなく，3つの要件がより効果的に作用して学習目標が達成され，次の学習へと発展するように，授業を計画，実施，評価していくことが大切である．

B 授業方法の種類と意義

1 さまざまな授業方法

　次に授業方法について述べよう．小学校から高等学校までの教育課程では，一定の時間の教授-学習活動であれば，内容や方法に区別なく「授業」という用語が使われている．それに対して看護基礎教育を含む高等教育では，大学設置基準の規定に「授業の方法」の条文があり，その第25条に「授業は，講義，演習，実験，実習若しくは実技のいずれかにより又はこれらの併用により行うものとする」とされている．また，短期大学設置基準や専修学校設置基準にも同様の条文が置かれている．つまり，高等教育では，教育機関や科目の目的に応じてある程度自由に教授内容を決めることができるが，授業の方法および授業時間数の計算方法は明確に規定されており，それにより専門性の高い教授-学習活動が保証されているといえる．

　看護基礎教育も同様であり，大学，短期大学，看護師養成所(3年課程，3年課程定時制，2年課程，2年課程定時制，2年課程通信制)，高等学校(一貫，専攻科)など，教育機関はさまざまであるが，いずれも前述した大学設置基準や指定規則，ガイドラインに定められた教育内容・単位数に沿うことで看護教育の質の保証をはかっている．

　本項では，講義，演習，実習の用語解と意義，特徴を示す．

2 講義

　講義とは，看護教員(以下，教員)が教授内容を説明する方法による一斉授業形式をいい，限られた時間の中で多くの知識や理論を多数の学生に提供できることから，高等教育で最も多く用いられる教授法である．講義の単位数は，15〜30時間までの範囲で学校が定める時間をもって「1単位」と計算される(大学設置基準第21条より)．また，授業時間もその学校が定めた時間(例えば，1時限を90分とし，さらに予習・復習・課題の自主学習に30分を要すると仮定し，2時間と計算する)によるものである．

　講義では，その時間の中で1つの，あるいは複数の教材に関する授業が「導入・展開・まとめ」の授業計画にもとづいて展開されていく．教員は，教科書，資料，板書，その他の視聴覚メディア教材を用いて説明，発問，指示を行う．学生は，教員の説明を聞き，教科書をみる，ノートに書く，発問に答える，質問をすることに

より，教材について理解し思考を深めていく．以下に，関連する教授−学習方法をもう少し詳しく紹介する．

■ 視聴覚メディア教材

　視聴覚メディア教材は，教授−学習目標を効果・効率的に達成するために視覚，聴覚を中心とした五感に作用する媒体としての教材・教具であり，6つの型に分類される[6]．「1型：教員自身がメディアとなる」「2型：教科書をメディアとして用いる」「3型：教科書情報を補助する写真，図表，文字情報などの資料，板書，模型，プレゼンテーション用ソフトウェアを用いる」「4型：ラジオ・テレビ学校放送などそれ自体が教授機能をもつ」「5型：コンピューターやビデオカメラ，今日ではスマートフォンなどを集合反応分析装置として用いて，学生が個別に反応しそれを教員に伝える」「6型：ティーチングマシンやシミュレーター，コンピューター支援教育（computer-assisted instruction：CAI）など，教員不在で学生の学習を補助する」である．いずれもその特徴や長所・短所を踏まえて授業に活用することが大切である．

■ 説明

　説明とは，教員が教材または学習内容について学生にわかりやすく伝えることをいう（☞82頁）．主な伝え方は，口頭での言葉だが，ジェスチャーや行動も用いられる．教員から学生へ一方向の説明にならないように，視聴覚メディア教材の活用，発問，指示を効果的に組み合わせることが必要である．

■ 発問

　発問とは，学生が考えることを促進し，その思考を引き出すために教員が授業中に問いかけることである（☞82頁）．授業のテーマにつながる，核となる発問を「中心発問」といい，一問一答で答えられる発問を「閉じた発問」，さまざまな答えが可能な発問を「開いた発問」という．よい発問は，1つの問いかけから次々とさまざまな考えの答えが得られ，その中で発問の意図に沿い，本質的な答えが含まれる可能性があるものである．わが国の高等教育における学生は，発問に対して積極的に応答するとはいえないため，発問の内容，数，タイミングをより工夫することが求められる．

■ 指示

　指示とは，「教科書の○○頁を見てください」というように，授業中に学生にとってほしい行動を，教員が学生に伝えることをいう（☞82頁）．指示が明確でないと，学生は何をしたらよいかわからなくなり，混乱してしまう．授業に参加する学生の数が多いほど，指示は重要であり「誰が」「何を」「いつ」「どのように」を明確にして伝える必要がある．

表1-5 講義形式の特徴

利点	欠点・課題
・限られた時間の中で多くの知識や理論,情報を学生に提供できる ・教員が主導的に進められる ・学生が慣れている学習方法である ・学生の動きが少ないので,教員のアイディアを中心に授業計画が立てられる	・授業内容が教員から学生へと一方向に流れ,学生からのフィードバックが得られにくい ・学生が受け身になりやすい ・教員によるモデルを示しにくい ・準備不足の講義では,学生の興味や関心を引き出しにくい

■ 質問

　質問とは,学生が学習内容についてわからないところや疑問点を教員に問うことである（☞83頁）．講義では,教員がまず説明を行ったあとに,質問があるかどうか学生に聞くことが多い．先に述べた「発問」と同様に,学生は質問をあまりしない．しかし,学生から質問があったほうが,内容について補足,説明することができ,理解度を確認することができるため,積極的に質問を促すとよい．

2-1　講義形式で教授-学習することの意義

　看護学は,人間を身体・精神・社会的全体としてとらえて援助方法を導き出すため,学習すべき専門的な知識や理論の範囲は広く,量も多い．さらに,医療の高度化,複雑化に伴って,年々,知識や理論の量は増大しているため,多くの知識や理論を教授-学習することが可能な講義形式は,看護教育において必要不可欠である．ただし,知識の詰め込みは,学生の学習意欲を高めることにはつながらず,効果的ではない．学習内容を精選し,かつ工夫ある講義をつくることが必要である．

2-2　講義形式の特徴

　講義は,多くの知識を多くの学生に提供できる反面,教員から学生へと一方向に流れがちであり,学生が受け身になりやすい（表1-5）．また,毎回の授業が知識,理論の説明という同じパターンに陥りやすく,学生の学習意欲を低下させてしまうこともある．教員は,講義形式の特徴を踏まえ,効果・効率的な授業計画を立てるとともに,授業方法についてもさまざまな工夫をはかることが必要である（☞82頁）．

3　演習

　演習とは，教員の指導のもと，学生が主体的に研究・討議・発表を行う，あるいは実技の訓練や実地的訓練を行う授業である．演習の単位数は，15～30時間までの範囲で学校が定める時間の授業をもって1単位とされている(大学設置基準第21条より)．

　演習の特徴は，学生が主体的に学習でき，小人数グループによる相互作用を通して学び，「現実」を模擬的に体験し学べることである．「現実」の事象の構造や複雑さは実習で学ぶが，演習はその前段階として，専門的知識を探究する過程や，模擬体験あるいは類似体験というデフォルメ(変形，強調)された状況下で，知識・技術・態度を深く学ぶことが可能である．

3-1　演習形式で教授-学習することの意義

　複雑で流動的である看護現象を理解し，看護を実践するためには，1つひとつの専門的知識・技術・態度を学ぶことはもちろん，統合された形で習得することも重要である．知識は，講義形式により十分に学ぶことができるが，技術や態度は，繰り返し行う訓練や人と人との相互作用の体験から学ぶため，講義形式で学ぶには限界がある．

　一方，実習では，常に看護現象の複雑さがあり，しかも教育活動のために制御できるものではないため，学生は看護の「現実」にいきなりさらされることになる．そのため，技術や態度を学ぶ際，講義と実習の「中間」の位置づけとして，演習形式で教授-学習することの意義は大きい．特に近年の臨床現場では，患者の権利や倫理を重視しており，技術が未熟な学生が患者を受け持ち，看護ケアを提供することは難しくなってきている．その点で，模擬体験を積み，失敗が許される状況・環境で繰り返し学習することを可能にする演習形式は，看護教育に欠かせない授業である．近年では，学生の主体的学びを重視して，講義と演習が一体となった「問題基盤型学習法(problem based learning：PBL)」(☞106頁)などを取り入れている看護教育機関が増えている．

3-2　演習形式の特徴

　演習形式では，学生が主体的に考え，感じ，行動し，繰り返し練習することができ，模擬的状況下で知識・技術・態度を学ぶことができる(**表1-6**)．ただし，講義と同じ学習内容や量であっても，演習形式のほうが時間を要する．また，学生が関心をもって主体的に取り組むための教材の選択・工夫，あるいは教員数の確保，学習環境の整備など，さまざまな調整や準備が必要である．したがって，教授-学習目標を達成するために望ましい演習形式を吟味し，方法を選ばなければならない．

表 1-6 演習形式の特徴

利点	欠点・課題
・専門的知識について学生の興味・関心を高め，主体的学習を促す ・知識のより深い理解と技術・態度の習得に有効である ・模擬的状況を設定することにより，現実に近い状態で失敗が許され，繰り返し練習ができる ・教員と学生，学生間の双方向からの働きかけが可能であり，互いにフィードバックが可能である	・学生が知識や技術を自ら調べることや，体験して習得するため，多くの時間を要する ・学生数が多い場合には，指導する教員の数も多く必要になる ・教員は，学生の動きを想定し，かつ複数教員で担当することも含めて授業計画を立てる必要がある ・模擬的ではあっても現実ではないので，実践的な学びには限界がある

　近年，通常は病院や施設に勤務する看護師が，学校に出向き，授業，特に演習の指導に参加する機会が増えている．これは，ユニフィケーション(統合・統一を意味する)概念や臨床教授または臨床講師という名称の付与のもとに取り組まれている事業であり，臨床と教育の乖離を埋めるために有効であると考えられている[7]．看護学生にとっては看護師の役割モデルを身近に理解し，また，現場に則した看護技術や思考過程を理解できることが具体的な効果である．臨床教授である看護師にとっては，看護学生のレディネスを理解するとともに，看護学生と看護師のお互いの理解を深め，さらに看護教員との共同関係づくりに役立つことなどが効果としてあげられる．

4　実習

　実習は，講義や演習で学んだ知識や技術，態度をもとに，実地で学ぶ授業形式のことであり，専門的技術の習得が必要な学問領域でのみ行われる授業である．「実地」で学習することが重要であるため，実習の単位数は，講義や演習よりも長い．30～45時間までの範囲で学校が定める時間の授業をもって1単位とされている(大学設置基準第21条より)．

　看護教育において実習を規定するガイドラインでは，臨地実習について「知識・技術を看護実践の場面に適用し，看護の理論と実践を結びつけて理解できる能力を養う実習とする」(ガイドライン別表3より)と明記している．このように実習について記載されているのは，それだけ臨地実習が看護学を学ぶうえで重要な授業形式であるからといえる．さらに，3年課程の指導要領では，23単位以上(1単位45時間とすると1,035時間)の臨地実習を行うように規定されており，履修総時間数の1/3を占めている．この割合からも，看護教育において臨地実習を重視していることがわかる．

表 1-7 実習形式の特徴

利点	欠点・課題
・実際の看護を現実のものとして学習できる ・学生が主体的に学習することで，実習目標以上の学びを経験ができる ・教員や実習指導者が看護師としてのモデルを示すことができる ・患者からリアルな反応を得ることができ，学生の関心や感動が高まる	・病院や施設は患者の治療・療養が優先される ・患者に受け持ちを拒否されることがある ・病棟の流れや患者の状況は，日々変化し流動的であるので，計画どおりにいかない ・学生が主体的に学習しなければ，実習目標の達成は困難になる

4-1 実習形式で教授−学習することの意義

　看護は「実践の科学」といわれるほど実践を重視しており，いくら講義や演習で専門的知識・技術・態度を習得したとしても，実際に行動できなければあまり意味がない．臨地実習で，実際の患者とコミュニケーションをとり，看護技術を提供し，教育・指導を行い，看護の成果が得られてはじめて専門的知識・技術・態度を習得したといえる．臨地実習は，まさに実践のための授業である．さらに，今日の医療現場は日進月歩で変化し，より複雑・高度化しており，保健・医療・福祉システムも変化している．これらのことを講義や演習で学習するには限界があり，保健・医療・福祉の現場を実地として学ぶほうがはるかに効果・効率的である．

　ただし，保健・医療・福祉のいずれの現場も，学生の学びが優先されるわけではなく，学生が患者から拒否されることもあれば，現場に入ることが許されないときもある．実習形式の学習計画を詳細に立てることは非常に難しいが，このようなやむを得ない変更や断念を経験する中で，臨機応変な対応や調整能力を学ぶことになり，それもまた看護実践において重要な学びである．このようなことから，実習形式で学ぶことの意義は大きいといえる．

4-2 実習形式の特徴

　臨地実習は，学習目標，施設の環境，対象となる患者条件などさまざまな状況によって，看護学生に多様な学びをもたらす．また，看護学生個人による主体的学習と，同じ実習病棟に配置された看護学生とのグループ・ダイナミクスによる学習効果があることも特徴である（**表 1-7**）．教員は，**表 1-7**の内容を踏まえ，実習場面，状況に応じて調整をはかっていく．また，臨地実習では，教員と実習指導者が共同して指導にあたることも特徴的である．以下に，実習指導に関連する用語解と留意点を述べる．

■ **実習目標**

　実習目標とは，実習形式での教授-学習目標であり，実習科目ごとに習得すべき認知，技術，価値・態度の学習内容を結びつけて，到達レベルと合わせて示したものである．実習目標もまた，講義や演習形式の目標と同様に，可能な限り具体的で測定可能なように行動を示す言葉で表現する．ただし，受け持ち患者や実習場の条件や状況，学生の学習能力や状況の変化，教員や実習指導者の指導能力の差などによって，実習目標に対する到達度が左右されやすい．そのため，広範囲な実習目標と，より具体的な行動目標に分けて示す（☞47頁）．

■ **教員と実習指導者による共同指導**

　実習指導者は，病院・施設の現場において学生の指導を担当する者であり，広義の看護教員である．病院・施設は患者の治療・療養が優先される場であり，しかも今日の医療の複雑化・多様化により，日々変化する現場においては，教員のみが指導にあたるのは困難である．したがって，現場で看護を行う看護師が，実習指導者として教員と共同で実習指導にあたることで，患者の治療・療養を支えながら，看護学生が安全で効果的に学習経験を積むための環境をつくり，指導することが可能になる．教員と実習指導者は打ち合わせを十分に行い，教員は主に学生側の調整を，実習指導者は主に患者側の調整をはかりながら，情報を共有し，協力し合って指導に臨むことが大切である．

■ **患者の選定**

　学生は，患者との相互作用を通してさまざまな学びを得る．受け持ち患者の選定は，実習目標の到達状況を左右する重要な要因といえる．

　患者を選定する際は，まず実習が開始される直前に実習指導者と打ち合わせを行い，① 患者の条件が実習目標に概ね沿っているか，② 病状・病態が複雑すぎていないか，③ 実習期間中，入院を継続している可能性があるか，④ 患者の内諾が得られているかなどを条件として，候補者を選んでおく．次に，学生の希望や学習のニーズを考慮し，候補者の中から患者を選定する．その後，学生と患者を引き合わせ，実習指導者から患者に実習および受け持ちについて説明し（看護師長や教員が行う場合もある），口頭あるいは書面にて同意を得て，初めて受け持ちが決定し，実習が開始されるのである．

　実習目標や実習形態によっては，受け持ち患者を決めないことがあるが，その場合も入院患者全員に実習があることを事前に説明し，その都度かかわる患者への説明と了承を怠らないようにする．

■ **事前オリエンテーション**

　事前オリエンテーションは，実習を開始する前に実習目標や方法などに関する事項を説明する場である．実習が開始される前に，教員が実習場に出向いて研修を行い，知りえたこと・調整したことを学生に伝達する．事前オリエンテーションの内容は，実習目的，方法の確認，実習場の場所と特徴，患者の特性，スタッフの構成，開始時間とスケジュール，学生の準備の確認などである．病棟オリエンテーションも事前に実習指導者が行う．慣れない場に身を置く学生はとても緊張しているため，まずは最低限知っておかなければならない事項だけを伝え，順次補足していくとよい．

■ **カンファレンス**

　カンファレンスは，明確な議題をもった会議や話し合いのことをいう．学生カンファレンスは，グループ・ダイナミクスを活用し，自分と他者の発言から自分の行動を振り返り，思考を発展させる機会になる．また，教員や実習指導者が助言・指導を行う機会でもある．学生カンファレンスを行う際は，事前に司会者，記録者，時間，議題・テーマを決めておき，円滑に進められるようにする．議題には，テーマ型（困難点，よかった点など自由に設定），ケース・カンファレンス型，臨床講義型がある．これとは別に実習開始前に学生の行動計画・打ち合わせとして行うこともカンファレンスと呼ぶ場合がある．

4-3　実習における看護技術の実施と指導の工夫

　学生にとって実習は，日々変化する医療・看護の実際を見学し，また既習の知識・技術・態度を統合し，患者に必要な看護技術を提供する貴重な場面である．しかし，学生がいくら演習でシミュレーションしてきたとしても，実習場面では，極度の緊張，患者の状況・状態の複雑さ，使用する物品や手順にも慣れていないことなどから，うまく動けない，援助できないのが実情である．しかも，今日の現場では患者の権利意識が高まり，学生から未熟なケアを受けることを拒否する場合も増えてきている．このように，学生が看護技術を提供する機会が減ってきていることから，学生が患者への看護技術を提供する機会を多くもてるよう，そして効果的に学習できるよう，教員と実習指導者には積極的な指導の工夫が求められる（☞95頁）．

C　PDE サイクルと授業設計

1　新たな循環サイクルの提案

　これまで循環する授業に必要な基礎的知識を述べてきた．本項では循環する授業のしくみについて述べたい．

　授業の循環に関する考え方は昔からあり，PDS サイクルと表現されていた．P：plan(授業設計の実施)，D：do(授業の実施)，S：see(授業の見直し)であり，このサイクル(流れ)により質の向上をはかるという考え方である[8]．この考え方は，現在も大切であるが，今日では，see，つまり見直すだけでは十分とはいえない．それよりもE：evaluate(価値を見定め，評価したうえで，その価値をより向上・発展させるために改善・修正を行う)のほうが妥当であり，重要である．そこで，本書では，PDE(plan, do, evaluation)サイクルを提案し(図 1-3)，そのサイクルに沿って授業を展開する．

2　PDE サイクルによる授業設計

　授業の循環を可能にするのが，授業設計という考え方である．授業設計は，「設計」という言葉を用いているとおり，教育工学分野から提案された用語であり，より効果・効率・魅力的な教育活動を目指して，分析的・組織的・系統的に授業を組み立てる過程を意味する．基本的モデルにADDIEモデル[9]がある．ADDIEモデルにより，「Analysis(分析)」として学習目標の明確化をはかり，「Design(設計)」として教材の研究を行って教授-学習方法を選択し，「Development(開発)」として授業設計を

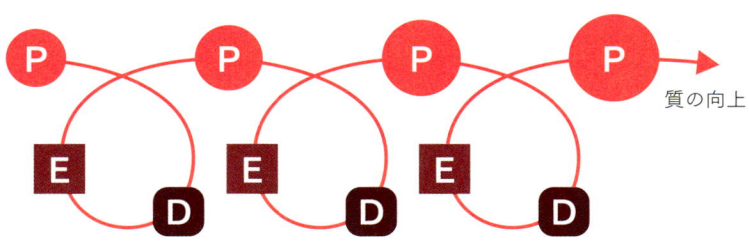

図 1-3　循環する PDE サイクル
P の丸の大きさは，質の高さを示す．

作成し，「Implement（実施）」として指導案にもとづいて授業を実施し，「Evaluation（評価）」として授業の振り返りを行う．

　本書ではこの考え方を基本とし，さらに看護教育の授業に影響を与える，指定規則，ガイドライン，教育機関の理念，教育目的，カリキュラム，各教科目（教科の小文節，看護学原論，看護技術論など）の目標も要素に取り入れ，授業設計の過程をモデル化した（図 1-4）．さらにこの考え方を基本とし，常に PDE サイクルを循環させる．つまり，授業設計のいずれの過程においても PDE サイクルで考え，小さな PDE サイクル（1 コマの授業），大きな PDE サイクル（カリキュラム）を循環させるのである．

3　授業を循環させる意義

　教授-学習目標の達成に向けて授業を設計し循環させることにより，一貫性・整合性のとれた授業内容を効果・効率的に教授-学習することができ，成果を十分に得ることができる．つまり，よい授業をつくることが可能になるため，教育活動として誰もが目指すべきことであろう．

　また，教員や実習指導者にとっては，授業を研究・計画し，実施，評価する過程において，自己教育力や研鑽力を身につけることにつながる．それは若手の教員・実習指導者はもちろんのこと，経験豊かな教員にとっても必要なことである．なぜなら，時代や社会，流行に影響を受けて，学生や教員の特性，教材の性質，そして効果的といわれる学習方法も変化するためである．例えば，今日のコンピュータの普及や IT（information technology）化は，学生の興味・関心を変化させ，さらには学習方法にも影響をもたらしている．このような変化に対応しつつ効果的な教授-学習活動を行うために，若手のみならず経験豊かな教員や実習指導者も，授業設計を循環する過程としてとらえ，取り組んでいってほしい．

4　広義・狭義の授業設計

　教員・実習指導者が授業設計に取り組む場合，必ずしも図 1-4 に示す最初の段階から始めるとは限らない．途中から始めることも多いだろう．しかし，すべての段階はつながっており，一貫性・整合性のとれた授業内容，方法，評価基準が重要であることを念頭に置いておかなければならない．以下，授業設計の各段階について述べよう．

　広義の授業設計は，① その教育機関の設置主体の趣旨や各教育課程の学習指導要領，看護教育ならば指定規則，指導要領などの要請，規定を受けて，② 教育理念，教育目的・目標，カリキュラム，各教科目の教育目標を立て，それを分析し構造化して，次の段階へと進む過程を含んでいる．

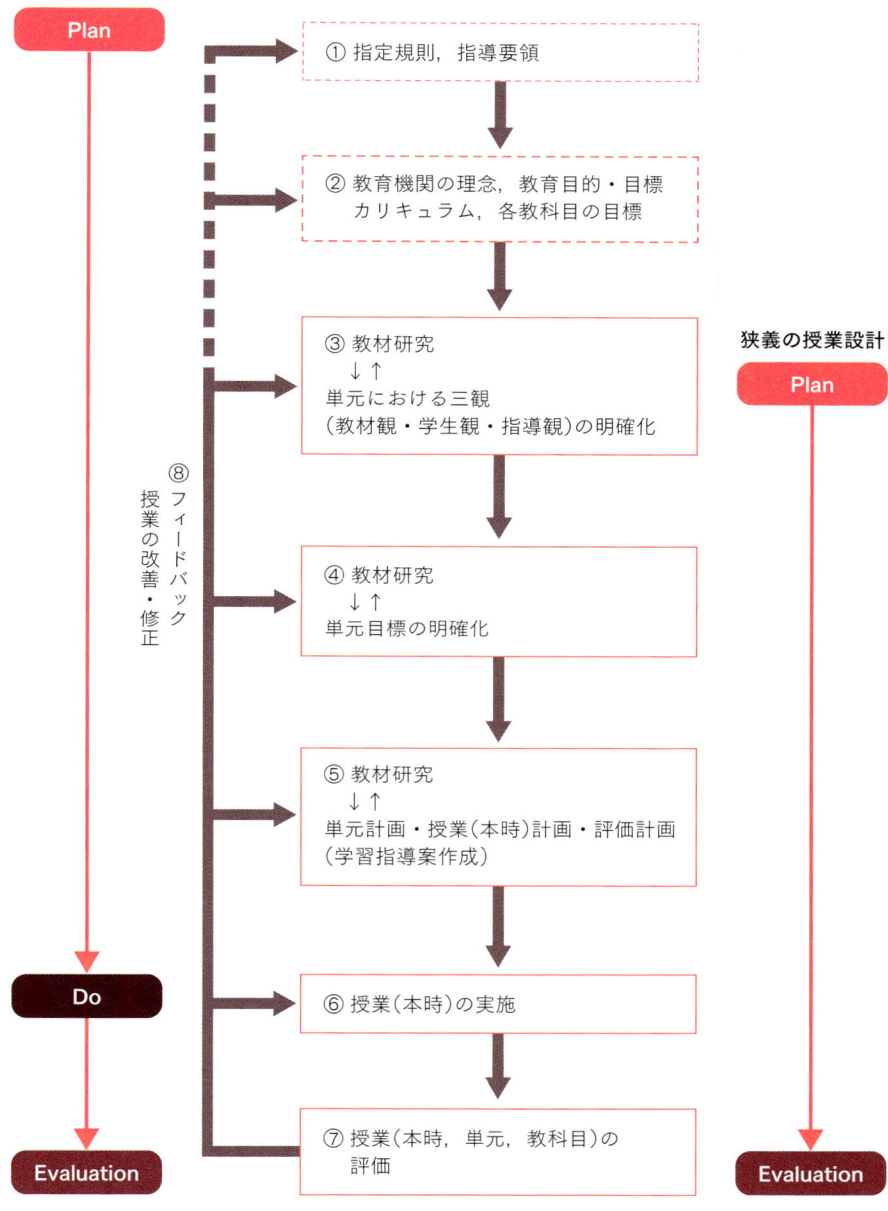

図 1-4 授業設計の各段階と PDE との関係
⟶：常に循環する
┈▶：時期・出来事に応じて循環する

狭義の授業設計は，①②を受けて，③単元における三観(教材観・学生観・指導観)を明確にすることから開始する．次に④単元目標を明確にし，⑤単元計画，授業(本時)計画(☞22頁)，評価計画を行う．③〜⑤の各段階では教材研究を行いながらそれぞれを明確にしていく．また，これらを整理し，授業設計(学習指導案ともいう)を作成する．次に授業設計をもとに⑥授業(本時)を実施する．そして⑦授業(本時，単元，教科目)の評価を行い，⑧それぞれの段階にフィードバックしながら改善・修正をはかっていく．

　③〜⑥の各段階へのフィードバックによる改善・修正は常に行い循環させるが(図1-4実線矢印)，①②については常に行う必要はないものの，指定規則の改正やカリキュラムの変更時，定期的な評価時など，時期や出来事に応じてフィードバックし，改善・改修を行う．このように授業設計の過程を循環させ，より効果的・効率的な授業をつくり出していく．

5　授業設計の概要

　授業設計の過程において「plan」「do」「evaluation」を具体的に計画し授業設計を作成する．授業設計は授業計画書のことであり，授業の「設計図」であるとともに，「道しるべ」でもある．**図1-4**の過程に沿いながら，授業設計の作成の概要を述べる．**表1-8，9**に，授業設計の例を示した．

5-1　教材研究(図1-4の③，④，⑤)

　教材研究とは，教材が含む学習内容の要素と構造，文化・歴史的位置づけ，最近の動向などを，教科書や関連する資料，同僚間の意見交換によって深く読み込み，分析・理解することをいう．教材研究を行うことにより，学習目標の達成に向け，学生が学ぶべき学習内容と方法を整理することができる．具体的には，扱う教材の要素をさらに細分化し，構造や系列を分析していくことで，学習内容の要素や構造，その他の教材との関係性，学習の方法や順序性についてもアイディアが示される．

5-2　三観(教材観・学生観・指導観)(図1-4の③)

　三観の明確化とは，単元における教材の位置づけやとらえ方(教材観)，教材に対する学生の実態(学生観)，指導方針(指導観)について，概括的，網羅的に明らかにすることである(☞31頁)．授業設計では，三観の明確化から単元設定の理由まで明らかにする．それによりカリキュラム全体の中でその単元を取り上げる意義や根拠が示され，また，指導方法や学生の到達度への示唆が与えられる．三観の明確化においても，教材研究は必要であり，教科書や関連文献を参考にしながら，教材および学生の実態，教員の実態や課題について分析・理解する．

表 1-8　授業設計の例―単元計画

1) 教科目名○○，学習指導案：単元計画
2) 単元名○○
3) 単元設定の理由(教材観，学生観，指導観)
4) 単元の指導目標(一般目標)
5) 単元の行動目標
6) 単元の教材構造の明確化と指導計画
　　　第1時限　○○　　2時間(講義)
　　　第2時限　○○　　4時間(演習)
　　　第3時限　○○　　2時間(講義)
　　　第4時限　○○　　2時間(演習)　　計10時間
7) 単元の評価計画

表 1-9　授業設計の例―授業(本時)計画

1) 教科目名○○，学習指導案：授業(本時)計画
2) 単元名○○の主題名○○
3) 主題の指導目標(一般目標)
4) 主題の行動目標
5) 指導計画(展開計画)
　　準備する教材・教具の種類と数

区分	時間配分	指導(学習)内容	指導方法	指導上の留意点
導入				
展開				
まとめ				

6) 授業(本時)の評価計画

5-3　単元目標(図1-4の④)

　ある学習内容において，関連し合い完結性をもつまとまり，あるいは単位のことを単元という．いくつかの単元を組み合わせて1つの教科目が設定されることが多い．一方，主題といった場合は，単元を細分化し1単位時間の授業の際に用いる表現である．

　ある単元の全体を通して，学生が習得すべきねらいを単元目標という．単元目標の示し方はいくつかあり，学生側からの表現では「到達目標」「一般目標・行動目標」「学習目標」，教員側からの表現では「教育目標」「指導目標」などがある．単元目標は，教材のうちの何の要素が，どの条件下で，どこまでできるか，など具体的にかつ評価可能な表現で示すことが望ましい．

5-4　単元計画（図 1-4 の⑤）

　単元計画は，ある単元全体の指導案であり，単元の背景にある設置主体の教育理念やカリキュラム，教科目の目標が単元に反映されていることのを意識づけ，かつ本時の授業の方向性を明示するものである．新任の教員であれば，単元計画から授業設計に着手すると効果・効率的に進みやすい．そのあとに，設計した単元計画と教科目の目標やカリキュラムを結びつけ，全体の過程のしくみやつながりについて理解するとよいだろう．

　単元計画には，① 単元設定の理由(三観について)，② 単元の教授-学習目標の明確化，③ 単元の教材構造の明確化，④ 指導案(学習方法，順序，配分時間)，⑤ 単元の評価計画を含む．

5-5　授業（本時）計画（図 1-4 の⑤）

　単元計画を立案したのちに，「本時」の授業の計画を立てる．本時とは，授業設計を立てるときに用いられる言葉で，ある 1 時限(1 コマ)分の授業そのものをいう．本時計画では，単元計画で明らかにした学習目標や構造を反映して授業を設計する．本時の指導案には，① 主題，② 主題に対する学習目標，③ 指導案(展開計画)，④ 評価計画を含む．指導案は，時系列で「導入」「展開」「まとめ」に区分し，それぞれに学習内容(教材の構成要素)，学習方法，教材・教具，指導上の留意点，配分時間を明示する．指導案を詳細に立てていることで計画どおりに授業を展開できる反面，学生や教材との相互作用による変化に対応できない場合もある．したがって，柔軟に変更可能な程度の計画が望ましい．

5-6　評価計画（図 1-4 の⑤）

　評価には，教授-学習開始前に行う診断的評価，教授-学習途中の形成的評価，教授-学習後に行う総括的評価がある．単元や本時の評価では，主に形成的評価や総括的評価が行われる．評価計画は，学習目標を具体的に示した項目(評価規準という)に対する達成の程度(評価基準という)を明確に示すとともに，誰が，いつ，どの方法で評価するかという計画を立てる．

引用文献
1) 保健師助産師看護師学校養成所指定規則第4条1
2) 学校教育法第90条1
3) 渡邉 惠, 鈴木玲子, 他：看護専門学校 (3年課程) における社会人経験のある学生に対する教育方法の現状分析. 日看教会誌：55-65, 2014.
4) 看護師等養成所の運営に関するガイドラインについて (平成27年3月31日医政発0331厚生労働省医政局長通知)
5) 保健師助産師看護師実習指導者講習会の実施要綱について (平成27年1月6日医政発0106第5号の目的および受講資格, 講習科目を抜粋)
6) 清水正三郎, 小島 明：教育とメディア―教育方法と視聴覚. pp.120-121, 教育史料出版会, 1992.
7) 矢島ちあき, 八ッ橋のぞみ：【神奈川県の試み】県立看護専門学校のユニフィケーション, 看護教育 55 (11)：1020-1023, 2014.
8) 古藤泰弘 (編)：授業の方法と心理. p.101, 学文社, 2000.
9) 稲垣 忠, 鈴木克明 (編)：授業設計マニュアル―教師のためのインストラクショナルデザイン. pp.3-4, 北大路書房, 2011.

参考文献
- 市川須美子, 浦野東洋一, 他 (編)：教育小六法 (平成24年版). 学陽書房, 2012.
- Schoolcraft V (著), 豊澤英子, 荒尾博美, 他 (訳)：看護を教える人への14章. 医学書院, 1998.
- 看護行政研究会 (編)：看護六法 (平成24年版). 新日本法規出版, 2012.
- 小山眞理子 (編)：看護教育講座1―看護教育の原理と歴史. 医学書院, 2003.
- 佐藤みつ子, 宇佐美千恵子, 他：看護教育における授業設計 (第4版). 医学書院, 2009.
- 藤岡完治, 堀喜久子, 他 (編)：わかる授業をつくる看護教育技法1―講義法. 医学書院, 1999.
- 藤岡完治, 野村明美 (編)：わかる授業をつくる看護教育技法3―シミュレーション・体験学習. 医学書院, 2000.

第 2 章

授業計画の立案

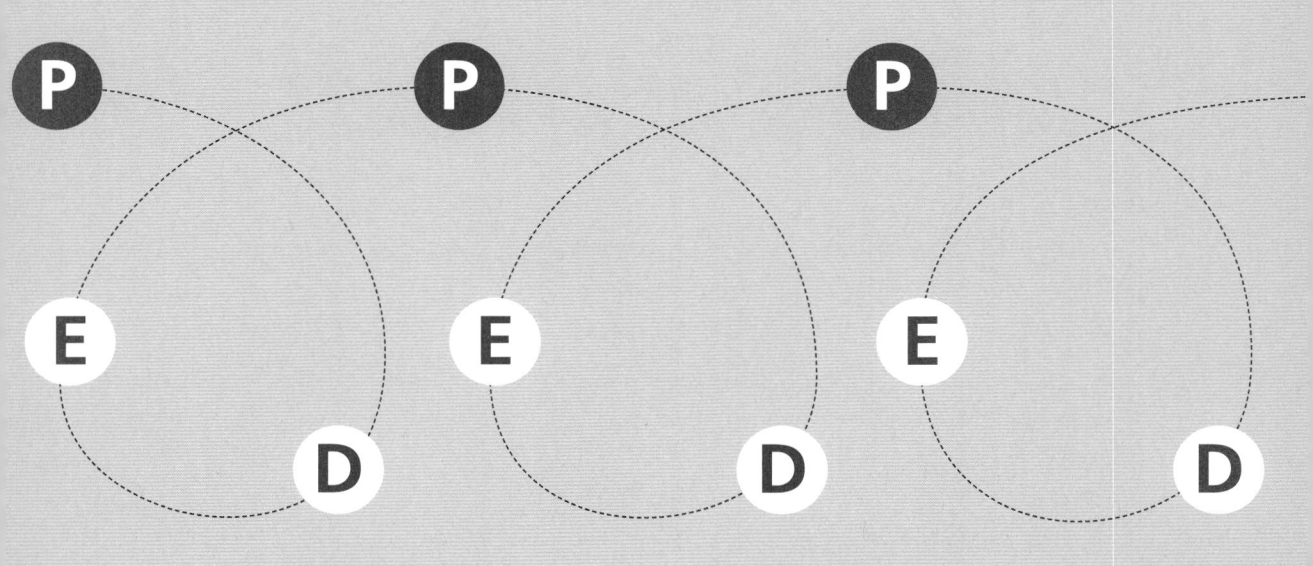

A 授業計画の立案を規定する項目

　本章では循環する授業計画について考えていく．授業計画とは，ただ単に講義・演習・実習の授業案を立案するだけではなく，教育組織の理念，教育目的・目標，カリキュラムを踏まえ，担当する学科目全体の目標の明確化，授業形態の決定，授業計画の立案を含む一連の過程をいう．授業計画は狭義の授業設計にあたるが（☞19頁），本章では計画を中心に述べるので授業計画という用語を用いる．

　授業計画を立案するために把握しておくべき内容として，看護基礎教育課程，教育理念，教育目的・目標，カリキュラムがある．これらは，授業の目標，授業内容を規定する項目である．授業計画を立案するために，まずこれらを把握しよう．

1　看護基礎教育課程

　授業を計画するためには，「いつ」「何を」「どのように」教授するかを考えるが，「何を」「どのように」を規定する1つが教育課程である．教育課程により目的や規定されている単位数が異なるからである．教育課程には，学校教育法による区分と保健師助産師看護師学校養成所指定規則による区分がある（**図 2-1**）[1]．

1-1　学校教育法による区分

　学校教育法による区分では，教育課程は大学，短期大学，高等学校，専修学校，各種学校となる．それぞれの教育課程の目的は下記のとおりである．

■ **大学**

　学術の中心として，広く知識を授けるとともに，深く専門の学芸を教授研究し，知的，道徳的及び応用的能力を展開させることを目的とする（学校教育法第83条）．

■ **短期大学**

　深く専門の学芸を教授研究し，職業又は実際生活に必要な能力を育成することを主な目的とする（学校教育法第108条）．

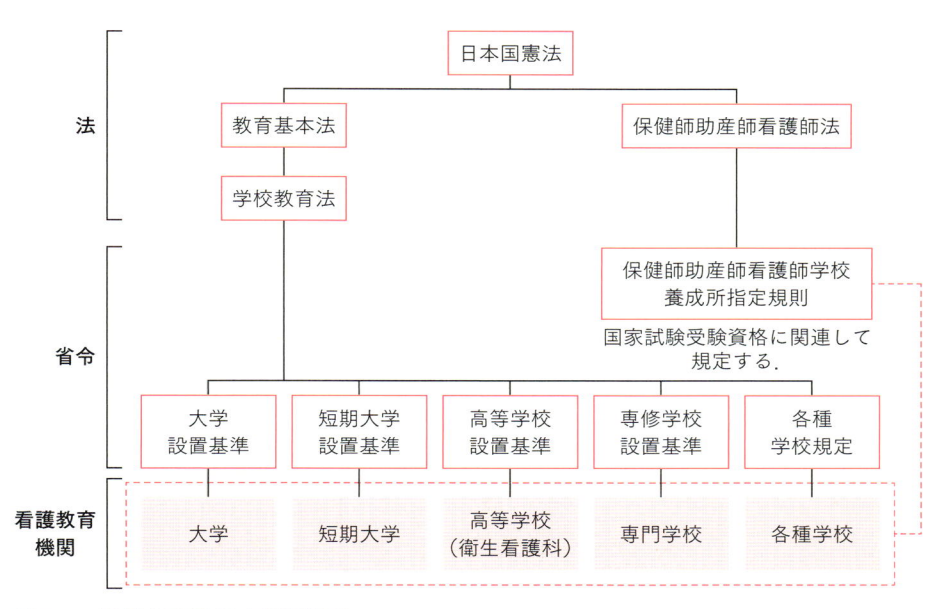

図 2-1　看護教育関係法規関連図
〔石鍋圭子，斎藤みちよ，他：看護教育制度の概観．看護教育制度研究会（編）：わかりやすい看護教育制度資料集．pp. 2-3，廣川書店，1992．より一部改変〕

■ 専修学校

　専修学校は，職業若しくは実際生活に必要な能力を育成し，又は教養の向上を図ることを目的とする（学校教育法第 124 条）．専修学校のうち専門課程を置く専修学校を専門学校という（学校教育法第 126 条の 2）．看護教育機関の専修学校の多くは専門学校のため，以下本書では専門学校という．

　大学では，幅広く一般知識を学び，専門分野と研究に関する基本的知識を獲得し，知的・道徳的および応用的能力を発展させることを目指すのに対し，短期大学・専門学校では，どちらかというと職業に必要な技術の習得を目指すといえよう．各教育課程の目的を踏まえ，授業計画を考えていこう．

1-2　保健師助産師看護師学校養成所指定規則による区分

　保健師助産師看護師学校養成所指定規則（以下，指定規則）による区分では，看護師課程には 3 年課程と 2 年課程の 2 つがある．

　3 年課程は，指定規則の第 4 条に，学校教育法第 90 条第 1 項に該当する者を教育する課程の修業年限は 3 年以上であることと規定されており，これにもとづく課程である．具体的には，看護師の未資格者が入学する大学，短期大学，専門学校が相当する．ただし，2014（平成 26）年の保健師助産師看護師法の改正に伴い，看護師

になるために必要な学科を大学で修めれば，3年でなくても看護師の国家試験受験資格を得られることになった（保健師助産師看護師法第21条）.

2年課程は，指定規則の第4条の看護師学校養成所のうち，免許を得た後3年以上業務に従事している准看護師または高等学校もしくは中等教育学校を卒業している准看護師を教育する課程の修業年限は2年以上であることという規定にもとづく課程である．具体的には，准看護師の資格取得者が看護師資格を取得するために入学する短期大学，専門学校の2年課程がこれに相当する.

また，指定規則には，看護師の国家試験を受験する資格を得るための条件として，教育内容と単位数が規定されている.

2 教育理念

教育理念とは，「ある時代の組織体における教育のあり方を根本から規定する理想主義的な教育目的の体系」[2)]をいう．つまり，その教育機関において，どのような学生を育てたいと考えているのかを示している．教育理念はおのおのの教育機関によって異なり，教育機関の特色が表れている．教育理念を念頭に置き，授業計画を立案することが必要である.

3 教育目的・目標

教育目的とは，「教育という行為ないし実践において，教育する側が教育される者の中に実現しようと目指す価値」であり，教育目標とは「具体的な教育目的」をいう[3)]．すなわち，教育目的を達成するために示す具体的な内容が教育目標となる.

教育目標は，理念・教育目的にもとづき，どのような能力をもつ学生を育てたいのか，何を目指して教育するのかを具体的に述べたものであり，そこに卒業生の特性が示される．教育目的・目標は，教育課程や教育理念によって異なる.

4 カリキュラム

4-1 多様なカリキュラムのとらえ方

カリキュラムのとらえ方は必ずしも統一されていない．「教育の目的，目標を実現するのに必要な教育の内容を学習者の発達過程に対応するように体系化した計画案」[4)]と定義される場合もあれば，「教育目標に向かい，教育内容および学習経験を積み重ねていくための教育計画，教育実践，評価の一連の過程」[5)]と定義される場合もある．カリキュラムが示す範囲を計画でとどめるのか，実践・評価も含む過程

表2-1 看護基礎教育課程における学校教育法と指定規則による区分の関係

		学校教育法の区分		
		大学	短大	専門学校※（含む各種学校）
指定規則の区分	3年課程	○	○	○
	2年課程	—	○	○

※定時制，通信制も含む

としてとらえるのかという違いがある．カリキュラムを実践・評価まで含めた過程とすると，より広くとらえることになり，事前の計画だけでなく，学生の学びを全体としてとらえることになる．授業計画を立案する場合，評価の視点まで含めて考えておくと，評価をもとにした授業計画の修正・改善につながり，より優れた授業の実施に結びつくこととなる（☞146頁）．

4-2 卒業要件──単位数と教育内容

看護系の教育機関のカリキュラムは，大学・短期大学の設置基準に規定されている単位数を満たすだけでなく，国家試験の受験資格を得るために指定規則に規定されている教育内容と単位数を満たすように構成されている．**表2-1**に看護基礎教育課程における学校教育法と指定規則による区分の関係を示す．

学校教育法では，卒業の要件として単位数が規定されており，大学は124単位以上（大学設置基準第32条，ただし医学・薬学・獣医学を除く），短期大学は修業年数3年の場合は93単位以上，修業年数2年の場合は62単位以上（短期大学設置基準第18条）であり，各教育機関はそれらの要件を満たすカリキュラムで構成されている（専門学校の場合は卒業の要件が規定されていない）．一方，指定規則では，看護に関する教育内容と単位数が，基礎分野，専門基礎分野，専門分野Ⅰ・Ⅱ，統合分野の分野別に規定されている．看護基礎教育機関に関係する法規の関連を**図2-1**（☞27頁）に示す．

このように，2つの要件を満たす授業科目（教育内容）と単位数ならびに時間数が決定され，全修学期間における配分が決定される．全体のカリキュラムが決定されたあとは，教育機関の理念，教育目的・目標を考慮し，個々の授業科目の授業形態目的・目標が定められる（**図2-2**）[6]．

大学看護学部の理念

看護は，環境と相互作用する人間の生活にかかわるものであり，看護の目標は，人間が現在および将来において身体的・精神的・社会的・霊的に安寧な最高レベルの健康状態に到達することである．そのために看護職は，人間の健康の回復・保持・増進，および，それらが不可能な場合には，人間としての尊厳を保ちつつ安らかな死に臨むことを援助する．その援助過程は，看護職と看護の対象である人間との相互行為を通して成立する．看護職は看護研究を行い，看護の学問的基盤をより強固なものにし，その成果を援助過程に活用することにより，看護の質向上をはかる責任がある．さらに，現在および将来における人間の健康への貢献を目指し，看護の守備範囲を明確にし，看護独自の機能を整理・統合・拡大し，保健医療および看護にかかわる望ましい法や制度の確立，政策の立案や執行に積極的に取り組む責任がある．本学部においては，このような理念に基づき，将来看護職として活躍しうる人材を育成する．

教育目的

本学部は変化する社会・医療・福祉の状況に対応するために，最新の研究成果や知見の適切な評価と倫理的態度に基づく活用により看護職としての基本的職務を遂行しうる人材を育成する．

さらに本学部では，将来研究活動を通して看護学の学問的基盤を確立するとともに，実践，教育，研究，政策の立案・執行の場において看護機能の創造・拡大・確立に貢献できる基礎能力を育成する．これらの能力は，本学大学院において発展させることができる．

教育目標

1) 患者の身体的・心理的ニードに合わせて熟練した看護ケアを提供する能力を育成する．
2) 健康問題および心理社会的問題に対して，適切な指導およびカウンセリングを行う能力を育成する．
3) 自己管理能力，また看護業務に関する初歩的な監督・管理能力をもち，看護の質を保証・向上する能力を育成する．
4) 健康を維持・増進するヘルスサービスを他の保健医療職種と協力して企画・運営する．
5) 健康に関して正常・異常を査定する能力を育成する．

1) 自己教育力を育成する．
2) 研究の基礎能力と実践への応用能力を育成する．
3) 看護職に必要な価値（人間尊重と看護の可能性への信頼）を育成する．
4) 看護機能を創造・拡大・確立するための基礎能力を育成する．

授業科目

授業科目A
授業科目B
授業科目C
授業科目D

授業科目：看護システム開発論
単位：1単位 15時間
授業形態：講義
教育目的：望ましい看護システムを創造性豊かに開発・確立するための方法と，その過程において看護職が果たす役割の重要性を理解する．
教育目標：① 事例の患者により高いレベルの健康を保証するための計画を立案する過程を通して，対象を取りまくさまざまな社会資源を看護職が活用・調整することによりその実現が可能となることを学ぶ．
② 事例と同様の健康状態にある他の患者に，①で計画した社会資源の活用・調整を適用するために必要な看護システムを確立するための計画を立案することを通して，望ましい看護システムを開発・確立するための方法とその過程における看護職の役割の重要性を学ぶ．

授業科目N

図2-2 理念，教育目的・目標，科目の関係
〔杉森みど里，舟島なをみ：看護教育学（第5版），p. 142，医学書院，2012．より一部改変〕

B 授業科目から単元の立案まで

1 授業計画立案の流れ

　カリキュラムを決定したあとは科目の構成を考える．科目の目標を設定し，教授したい内容を抽出し，定められた授業回数における配分を考える．次に教材観・学生観・指導観の三観を明確にし，単元[*1]の目標を定める．さらに各回の主要な授業内容を抽出し，内容の関連性や順序性を検討し指導案の作成に進む（図 2-3）．

　1つの単元の授業計画を立案する際には，まず教材観・学生観・指導観を明確にする．これら三観には，授業を担当する看護教員（以下，教員）・指導者の考え方が反映されるので，授業を教授する教員・指導者の個性が表れる．

　教材観・学生観・指導観を考えるときは，最初から文章化しようとせず，まずそれぞれに含まれる内容を箇条書きにし，次に内容の関連を検討し，順序を考え文章化していくとスムーズに進めやすい．教材観と学生観をもとに指導観を考える．教材観・学生観・指導観の関係を図 2-4（☞33頁）に示す．以下に「急激な低酸素血症に陥った患者の看護」の講義の授業案を例として説明する．

2 教材観

　教材観とは，担当する科目の教材としての意義を明らかにすることであり，担当する科目の特徴やねらいを把握したうえで，教授する内容と範囲を明確にすることをいう．また，他の科目とのつながりも含めることにより，その科目の教材としての意義がより明確になる．科目の特徴やねらいを把握するためには，関連する看護系教科書などを参考にするとよい．

　循環機能と並び，呼吸機能を生命維持の中枢となる機能ととらえ，「低酸素血症に陥った患者の看護」を学ぶことは大変重要であると，この講義の意義を考えている（☞33頁）．また，教授する内容は，呼吸器系の解剖生理を想起させたうえで，低酸素血症の5つの原因と，原因を踏まえた身体・精神的ケアとしており，解剖生理学を関連科目に位置づけている．

---

*1 例：基礎看護学が科目で，清潔の援助，移送などが単元．単元については，21頁参照．

```
授業科目：クリティカルケア看護論
単位：1単位 15時間
目的：生命を脅かされている患者の呼吸・循
　　　環を中心としたアセスメント，……
目標：
　① クリティカルケアの特徴が理解できる…
　② 急激に循環不全に陥った……
　③ 生命危機状態にある患者の家族に……
```

↓

```
① 科目で教授したい内容の抽出
② 授業回数に応じた構成の検討
```

↓

回数	テーマ	内容	時間
第1回	○○○	□□□□	2時間
第2回	○○○○	☆☆☆☆	2時間
第3回	○○○	◎◎◎◎	2時間
第4回	○○○○	◆◆◆◆	2時間
第5回	○○○	××××	2時間
第6回	○○○○○	▽▽▽▽	2時間
第7回	○○○	■■■■	2時間
第8回	○○○○	△△△△	1時間
		合計	15時間

↓

```
① 三観の明確化
② 単元目標の明確化
③ 各回の主要な授業内容の抽出
④ 内容の関連性や順序性の検討
```

↓

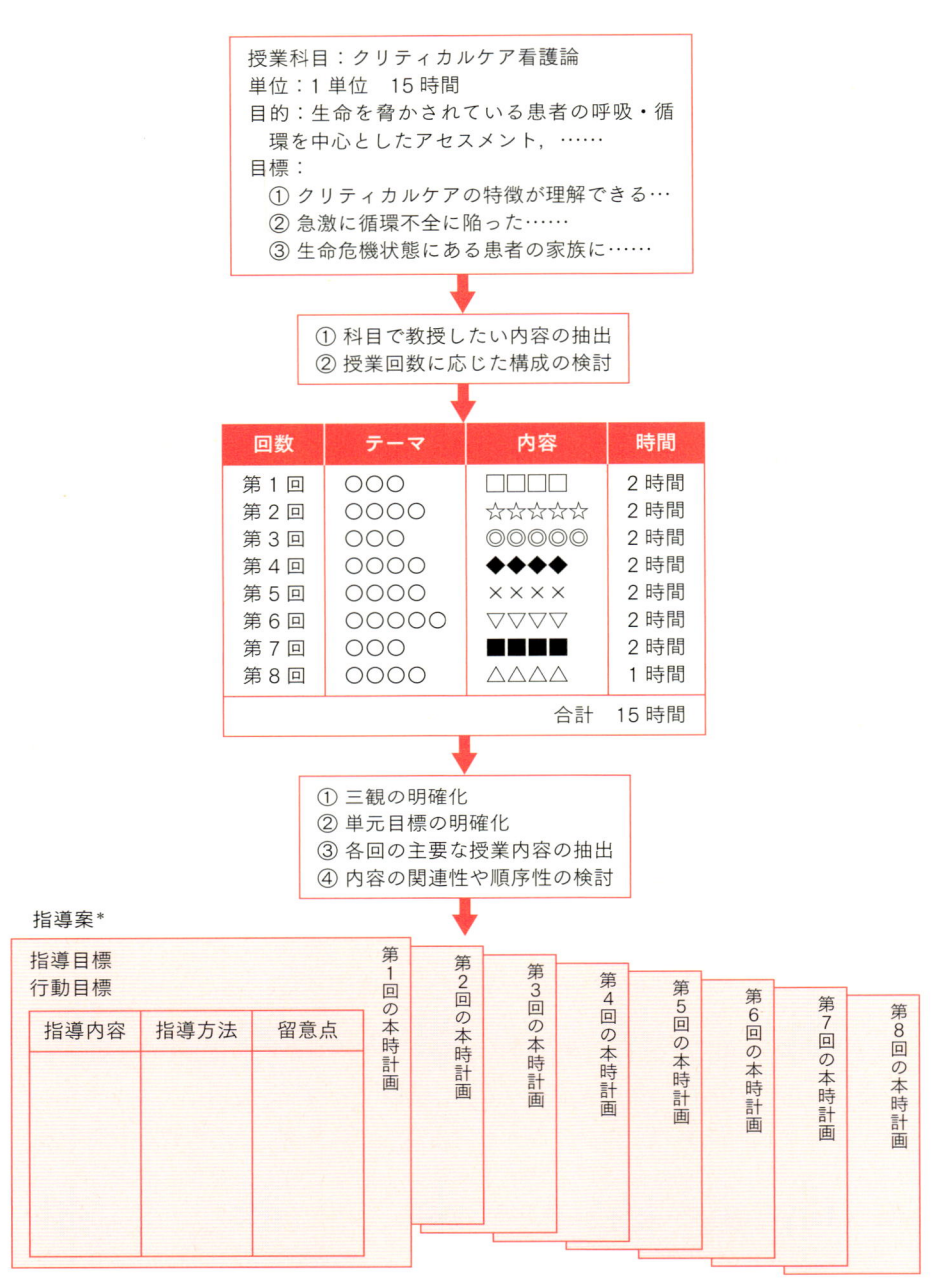

指導案*

| 指導目標 |
| 行動目標 |

指導内容	指導方法	留意点

第1回の本時計画／第2回の本時計画／第3回の本時計画／第4回の本時計画／第5回の本時計画／第6回の本時計画／第7回の本時計画／第8回の本時計画

図2-3　講義・演習における指導案作成の流れ
＊演習などで1つの内容を2コマ続きで行う場合は，2コマ分を1つの指導案とする場合もある．

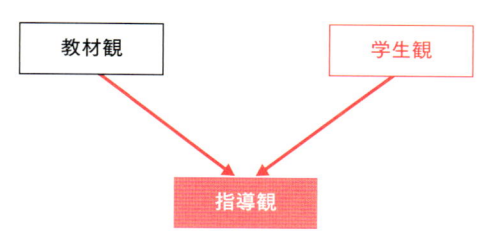

図 2-4　三観の関係

教材観（「急激な低酸素血症に陥った患者の看護」の講義の場合）

　急激に低酸素血症に陥った患者の看護は，2年次後期の必須科目であり，「成人・老年臨床看護学Ⅰ」の単元の1つである．成人・老年臨床看護学は，成人期・老年期の発達特性や健康特性を踏まえて，急性期ならびに周手術期にある対象の身体侵襲レベルの予測と回避および形態・機能的変化への適応を促す援助の理論と方法を学ぶ科目である．

　本講義で扱う内容と関連する呼吸機能は，循環機能と並んで生命維持の中枢となる機能であるため，低酸素血症に陥った患者の看護を学ぶことは，大変重要である．しかし，通常，日常生活の中で私たちは無意識に呼吸しているため（運動直後などを除く），学生は呼吸のことを考えたり，呼吸困難感をイメージすることが難しい．

　低酸素血症は，呼吸機能が障害された状態である．正常からの逸脱が異常であり，異常の場合，いかに正常に戻すようにケアしたらよいかを考えるので，正常をわかっていることが重要となる．したがって，急激に低酸素血症に陥った患者の看護を考えるためには，まず正常な呼吸について理解しておく必要がある．そのためには，呼吸器の解剖と生理の理解が求められる．具体的には，呼吸器系の構造，呼吸筋・呼吸補助筋の部位と働き，神経系の3つの調節機構，ガス交換とガス運搬などに関する理解である．学生は，これらをすでに「解剖生理学」で履修している．低酸素血症の原因は5つあり，原因によってケアが異なるため，まず低酸素血症の原因を理解することが大切である．

　また急激な低酸素血症に陥ると，患者は呼吸困難感が強くなり，息が苦しい＝死を連想しやすい．したがって精神面にも目を向ける必要がある．

　以上のことから学習すべき内容は，ふだん意識していない呼吸を意識化させること，また呼吸器の解剖生理の重要性を認識させ，低酸素血症の原因を解剖生理と関連して説明し，身体・精神両面から適切なケアについて理解することである．

学生観（「急激な低酸素血症に陥った患者の看護」の講義の場合）

　学生は学ぶ力をもった存在であり，知的好奇心を刺激するような話をすると，鋭い質問を返してくる．しかし，学習意欲には個人差があり，学力の差も大きい．また，健康な学生にとって，低酸素血症患者の呼吸困難感を想像することは難しい．本講義に関する関心度も個人差がある．

　学生のコミュニケーションでは，スマートフォンが利用されることが多く，面と向かって本音の話をする機会が少なくなっている．また，自己の意見を大勢の前で述べることも少なく，講義においても手をあげて質問する学生が少ない傾向にある．指示されたことを行うことはできるが，2年次後期の時点で，自ら考え，学ぶ態度を身につけている学生は少ない．

　学生は，すでに1年次で解剖生理学を履修しており，呼吸器に関連する基本的な知識は学んでいる．2年次前期から病態生理学を学んでおり，代表的な呼吸器疾患については，この講義時にはすでに学んでいる．また，1年次で「基礎看護学実習Ⅰ」，2年次で「基礎看護学実習Ⅱ」を履修しているため，具体的な看護をイメージしやすい状況にある．急激な低酸素血症に陥った患者の看護について根拠をもって学ぶにあたり，これら既習の知識を想起させながら，進める必要がある．

3　学生観

　学生観とは，学生の科目に対する関心度，理解度，学習進度，科目での体験，科目における傾向などを，集団および個人の観点から述べることである．

　効果的な指導案を作成するためには，その科目に対する学生の関心度，理解度，学習進度を把握することが重要となる．これらを明らかにすることにより，適切な指導目標や指導方法が導かれるからである．また，学生をどのような存在ととらえるかによって，教員・指導者のかかわり方が規定される．学生を受け身の存在として考えると，教員・指導者が授業の中心となり知識や技術を伝授するというかかわり方になるだろう．学生を感性が豊かで気づきも多く学び取る力をもっている存在として考えると，教員・指導者が授業の中心ではなく，学生が気づけるような発問を投げかけたり，学生がより多く気づけるための環境を整えるというかかわり方につながる．

指導観（「急激な低酸素血症に陥った患者の看護」の講義の場合）

　急激な低酸素血症に陥った患者は，複雑な状況にあり，今までに履修した解剖生理学，病態生理学，フィジカルアセスメントの統合が必要となる単元である．

　大学生として自ら学び考えることが大切であり，教員も学生の学習意欲を高めるために授業展開を工夫し，学生が自ら学び考える習慣を培うことにつなげていきたい．講義はできるだけ面白く・興味がわくように，教材を工夫したり，授業展開にメリハリをつけるなどし，学習意欲の向上につなげる．さらにケアについても根拠とともに理解してほしい．以上のことを踏まえ，次のように講義を進めていく．

1) 呼吸困難感を具体的にイメージできるように指導し，動機づけを行う．
2) 呼吸に関連する解剖生理，病態生理，フィジカルアセスメントの知識を想起させ，アセスメントやケアの基盤の確認を行う．
3) 低酸素血症に陥る原因を，解剖生理との関連から考えさせ，なぜそうなるかを理解するように指導する．また，「なぜ」を考える重要性を説く．
4) 急激に低酸素血症に陥った患者の看護では，身体面だけでなく精神面にも目を向けられるよう，必要性と援助を指導する．
5) 自ら学ぶ姿勢を身につけるために，課題を提示する．
6) VTRや図などを提示し，視覚に訴え，学習意欲を高めるとともに理解を促す．
7) 質問を促すためにフィードバックシート（フィードバックペーパー，リアクションペーパー，☞159頁）を活用し，質問に対し返答することで学生の理解を助けるとともに授業の評価としても活用する．

4　指導観

　指導観とは，教材観と学生観をもとにした教員・指導者の指導方針となり，指導の意図の明確化，指導における効果的な方法や留意点を含む．

C 単元目標・指導目標の決定

三観を明確にしたあとは，担当する授業の単元目標・指導目標を考える．

指導観や指導目標・指導方法を考えるうえで，学習理論，レディネス，学習意欲・動機づけについて理解しておくと参考になり，効果的な教育につながる．

1 学習理論

学習理論はさまざまあり，分類の合意は得られていない[7]．本書では代表的な行動主義，認知主義，構成主義の3つの学習理論の概要を述べる（**表2-2**）[8〜10]．

1-1 行動主義

行動主義では，練習や訓練の結果として起こる行動の変化が学習であると考える．学習者に与えられる練習や訓練を刺激とし，刺激（stimulus）とそれに対する反応（response）を連合としてとらえる考え方であり，S-R理論，または刺激と反応の連合を強化するという特徴から連合主義ともいわれる．

行動主義では，行動の変化が認められてはじめて学習が成立したと考える．行動が「できる」ことが重視され[11]，明確な到達目標を設定する．また，行動を形づくるのは環境であると考える[12]．行動主義の研究者であるソーンダイク（Thorndike EL）は，繰り返すことにより学習のされ方は改善されるという「練習の法則」，成功に対し報酬を与えると学習効果が強化されるという「効果の法則」，生物体が統合の準備をしているときに学習が高められ，そうでない場合には学習は抑制されるという「レディネスの法則」の3つを提唱した[13]．

行動主義では，学習をいくつのかの要素に分割し，要素のやさしいものから難しいものへと漸進的に積み上げる指導方法をとる．教師の役割は，到達目標に合致する望ましい行動を引き出せるように学習環境を整えること，望ましくない行動を取り除くことである[14]．行動主義が発展した考え方として，コンピューター支援教育（computer-assisted instruction：CAI）などがある．行動主義の考えは，知識やスキルの獲得を促進するが，深い理解を促進するといった側面に弱いと指摘されている[15]．

表2-2 主な学習理論の特徴

	行動主義	認知主義	構成主義
学習の前提	知識伝達	知識習得	知識構築
知識のとらえ方	客観的で測定可能なもの	客観的で測定可能なもの	主観的に構築されるもので，客観的に存在するものではない．
学習とは	測定可能な学習の到達目標を達成し，行動が変容すること．行動として「できる」こと．	新しい知識を既存の知識と関連づけ「わかる」こと．	学習者が探索，コミュニケーション，内省によって主体的に意味を見出し（意味の変容），知識を構築すること．社会的文脈の中で学習が存在する．意味を「つくり出す」こと．
教員・指導者の役割	到達目標が達成できる望ましい行動を引き出せるよう環境を整え，望ましくない行動を取り除く．	新しい情報を頭の中で処理し，既存の知識と関連づけ，のちにその情報をまた引き出せるよう手助けする．	対話やコミュニケーションにより学習者を導き，新しい概念を学ぶための足場づくりを行い，さらなる学習を支援する．
長所	知識の獲得や技能の獲得の促進には適している．	行動主義と比較すると効果的である．	知識獲得，理解にとどまらず批判的思考力，分析力，問題解決能力など複雑で実際の文脈にもとづいた能力の養成に適する．
短所	深い理解を促進することは難しい．	批判的思考力の育成といった，複雑な能力の習得には適用しにくい．	基本的な知識の習得には向かない．学習者の主体的取り組みを前提としているため，モチベーションの低い学習者に対するアプローチとしては難しい．学習効果の評価が難しい．

〔Merriam SB, Caffarella RS（著），立田慶裕，三輪建二（監訳）：成人期の学習─理論と実践．pp. 294-314，鳳書房，2005．と青木久美子：eラーニングの学習理論．青木久美子：eラーニングの理論と実践．pp. 46-59，放送大学教育振興会，2012．と森 敏昭：認知心理学のアプローチ．森 敏昭，秋田喜代美（編）：有斐閣双書 KEYWORD SERIES 教育心理学キーワード．pp. 6-7，有斐閣，2006．をもとに筆者作成〕

1-2 認知主義

　行動主義に対する最初の批判は1929年にゲシュタルト心理学者のボーデ（Bode BH）によって行われたとされている[16]．全体性をもったまとまりのある構造のことをドイツ語でゲシュタルト（Gestalt：形態）といい，ゲシュタルト心理学は，部分や要素の集合ではなく，全体性や構造に重点を置いてとらえる．

　行動主義では，学習を行動の変容としてとらえ，学習内容を要素に分割して考える．しかし，すべての学習が行動の変化でとらえられるのか，学習は要素の積み重ねなのか，学習者の認知や感情の過程をとらえていないのではないかという批判が

起こり，認知主義が台頭した．

認知主義は，学習を外部の行動ではなく，頭の中の情報処理，すなわち認知過程に注目する[17]．そのため，行動主義では扱わなかった洞察，記憶，知覚なども学習の対象として考察する．認知主義では，行動の変容ではなく，問題の構造を把握したり，解決方法を発見するなどといった認知過程に重きを置き，「わかる」ことを重視する[18]．認知主義の立場における教員の役割は，学習者が新しい情報を頭の中で処理し，既存と知識を関連づけ，のちにその情報をまた引き出せるように手助けすることである[19]．認知主義は，行動主義より効果的ではあるが，効率的ではないと批判されており，構成主義者からは，批判的思考力の育成といった複雑な能力を習得するためには不向きであると批判されている[20]．

1-3　構成主義

構成主義は，学習を経験からの意味を構成することとしてとらえる．教員の役割は，「対話やコミュニケーションにより学習者を導き，新しい概念を学ぶための足場をつくり，さらなる学習支援を行うこと」とされている[21]．行動主義や認知主義は，あくまでも個人的な営みという視点で学習をとらえているが，構成主義では，学習は人や環境の相互関係の中で成立する社会的・文化的・歴史的な構成過程であると考える．そのため，社会構成主義ともいわれる．構成主義では，行動主義や認知主義のように，知識は伝達されるものとしてとらえるのではなく，「それまでにもっている知識や体験をベースにしながら，新しい体験・情報，異なる考え方などに出会うことを通じて，自らの知識をつくり出すこと」と考える[22]．すなわち構成主義における学習とは，学習者が，探索・コミュニケーション・内省によって主体的に意味を見出し，知識を構築することであり[23]，新しい意味を「つくり出す」ことである[24]．

構成主義の代表的理論家のレイブ(Lave J)とウェンガー(Wenger E)は，「人は共同体において積極的に参加することにより知識を獲得していくことができる」と指摘し，学習を共同参加過程の中でとらえている．最初，共同体への個人の参加は周辺的であるが，徐々に十全的参加(full participation)へと移行する．これを正統的周辺参加(legitimate peripheral participation)と呼んでいる[25]．例えば，シェフを目指してレストランに就職した場合，まずは皿洗いや鍋洗いなどの周辺の仕事から始まり，徐々に材料切りなどの下準備の仕事を経て，料理をつくるという十全的参加にいたる．正統的周辺参加論では，学習者の学習内容や学習形態は学習者の参加する実践共同体の中に埋め込まれており，学習は個人のみの問題ではなく，社会の維持・発展にかかわるとしている．つまり，構成主義では知識・技能を獲得するためには，実践共同体に参加し，経験から意味を構成し自ら知識をつくり出すことが重要と考える．構成主義の考え方は，自己決定学習，省察的実践などの中にも見出される．

明確な学習目標の欠落や，測定困難な学習成果などが，構成主義の弱点であるとする指摘がある．また，構成主義では，学習者の主体的な学習への取り組みを前提としているため，モチベーションの低い学習者には適応が難しく，さらに基本的な知識の習得には向かない面もある[26]．

2　レディネス

　レディネスとは，学習の成立に必要な準備状態をいい[27]，成熟と経験により形成されるといわれている．杉森は，「レディネスには，効果的に授業を実施するための発達的・学習的・態度的・社会的準備性の4つの側面がある」ことを指摘している[28]．

　発達的準備性とは，成長発達との関連で考えられる準備性である．一般には身体・運動の発達の準備性が問われることが多いが，看護学生の発達的準備性を考える場合は，精神の発達の準備性も問われる．例えば，多くの看護学生は思春期にあり，ちょっとしたことで傷つきやすく落ち込みやすい状態にあるなど，精神的な特徴を把握していることも重要となる．学習的準備性とは，新しいことを学びはじめるまでの，新たに学ぶ内容に関連した事柄の学習程度をさす．例えば，呼吸機能低下の患者の看護を学ぶためには，呼吸器系の解剖・生理について学んだあとでなければ，根拠をもって理解することが難しい．この場合，呼吸器系の解剖・生理に関する学習が学習的準備性にあたる．態度的準備性とは，例えば，実習などで患者・家族や医療関係者などあらゆる人々にきちんと挨拶できるか，病院の廊下を複数名で歩く場合，横並びで歩かないなど態度に関する準備性をいう．社会的準備性とは，友人，教員，臨床看護師，実習における対象者などとの人間関係の形成，集団活動への参加などがスムーズに行えるかなど，社会性に関する準備状態をいう．

　教員・指導者が学生のレディネスの査定を行い，授業計画の学生観に含めることにより，効果的な指導方法につなげることができる．

3　学習意欲・動機づけ

　効果的な授業を実施するにあたり，学習者の動機づけや学習意欲を高めるかかわりも重要となる．学習意欲は学習への動機づけとほぼ同義であるが，学習意欲という場合は，学習者の主体性をより重視している[29]．動機づけとは，人間にある一定の行動を引き起こさせる，あるいは方向づけるような働きかけをいう[30]．動機づけには，一般に外発的動機づけと内発的動機づけがあるとされている．外発的動機づけとは，賞罰や競争などの外的な要因（報酬）によって学習活動に取り組ませることをいう．一方，内発的動機づけとは，興味・関心・やる気などから学習するこ

表2-3 ARCSモデルの分類枠，定義および作業質問，下位分類

主分類枠	注意（attention）	関連性（relevance）	自信（confidence）	満足感（satisfaction）
定義	学習者の関心を獲得する．学ぶ好奇心を刺激する．	学習者の肯定的な態度に作用する個人的ニーズやゴールを満たす．	学習者が成功できること，また，成功は自分たちの工夫次第であることを確信・実感するための助けをする．	（内的と外的）報奨によって達成を強化する．
作業質問	どのようにしたらこの学習体験を刺激的でおもしろくすることができるだろうか？	どんなやり方で，この学習体験を学習者にとって意義深いものにさせることができるだろうか？	どのようにしたら学習者が成功するのを助けたり，自分たちの成功に向けて工夫するための手がかりを盛り込めるだろうか？	学習者がこの経験に満足し，さらに学びつづけたい気持ちになるためには何をしたらよいだろうか？
概念と作業質問	A1．知覚的喚起 彼らの興味をとらえるために何ができるか？	R1．目的指向性 どのように，学習者ニーズに最もうまく答えることができるか？（学習者のニーズを知っているか？）	C1．学習要求 どのように成功に関する肯定的な期待をもてるように支援することができるか？	S1．内発的な強化 どうしたら学習体験に関する彼らの内発的な楽しみを奨励し，支持できるだろうか？
	A2．探求心の喚起 どのように探求心を刺激することができるか？	R2．動機との一致 どのようにして，いつ，私のインストラクションと学習者の学習スタイルや個人的興味とを結びつけることができるか？	C2．成功の機会 どのような学習経験が彼らの能力についての信念を支援または拡張することができるのか？	S2．外発的な報酬 何か価値ある結果を学習者の成功に対して提供できるだろうか？
	A3．変化性 どのように彼らの注意を維持することができるか？	R3．親しみやすさ どのようにして，インストラクションと学習者の経験を結びつけることができるか？	C3．個人的なコントロール 学習者はどうしたら，彼らの成功が彼ら自身の努力と能力に明確にもとづくものだと知るのだろうか？	S3．公平感 公正な処遇だったことを学習者に認識させるために何ができるだろうか？

（つづく）

とそれ自体に自ら意欲をもって取り組み，学習すること自体を目的として学習活動が引き起こされる場合をいう[30]．動機づけ次第で，学習の成果として獲得される知識・技術が異なってくる．

3-1　ARCSモデル

　効果的な学習を導くためには，動機づけを高める方略について理解しておくとよい．ARCSモデルでは具体的な方略が示されている．

　ARCSモデルとは，ケラー（Keller）が提唱した理論である．ケラーは，学習に関係する動機づけの一般理論にもとづき，人間の動機づけに関する多くの文献の詳細な

表 2-3 （つづき）

主分類枠	注意（attention）	関連性（relevance）	自信（confidence）	満足感（satisfaction）
主な支援方略	A1. 新しいアプローチや，個人的または感情的要素の注入により，好奇心と驚嘆を創出する．	R1. このインストラクションが役に立つという記述や事例を提供し，ゴールを提示するか，あるいは学習者にゴールを定義させる．	C1. 成功とみなすための要求事項と評価基準を説明することによって肯定的な期待感と信頼を得る．	S1. 個人的な努力と達成に対する肯定的な気持ちを強化するようなフィードバックと他の情報を提供する．
	A2. 質問をし，矛盾を創造し，探求心をもたせ，課題を考えさせることで，好奇心を増す．	R2. 個人ごとの達成機会や，協力的活動，リーダーシップの責任，積極的なロールモデルを提供することにより，教育を学習者の動機や価値に呼応するものにする．	C2. 多くの・多様な・挑戦的な経験を提供することによって，自分の能力への信頼を高める．	S2. 褒め言葉，本当の，または象徴的な報酬，および誘因を使用するか，または学習者自身に成功の報酬として彼らの努力の結果を提示（「見せて語る」）させる．
	A3. 発表スタイル，具体的に類推できるもの，興味をひく事例，予測しない事象により，興味の維持をはかる．	R3. 学習者の仕事や背景と関連のある具体例や比喩を提供することにより，教材や概念をなじみのあるものにする．	C3. 個人的な制御を（可能であればいつでも）提供する技法を用い，成功を個人の努力に帰属するフィードバックを提供する．	S3. パフォーマンス要求をあらかじめ述べた期待と一致させて，すべての学習者のタスクと達成に一貫した測定標準を使用する．

〔Keller JM（著），鈴木克明（監訳）：学習意欲をデザインする．p.47, 98, 133, 168, 201, 北大路書房，2010 より〕

調査を行い，共通する属性にもとづいて概念のクラスタリングを試み，学習意欲に関する概念を注意(attention)，関連性(relevance)，自信(confidence)，満足感(satisfaction)の4つに分類した[31]．それぞれの概念の頭文字をとりARCSモデルといわれている．この4つの分類は，それぞれの分類枠が包含する主要な学習意欲の変数にもとづいた下位分類をもち，明らかになった特定の問題に対する適切な動機づけ方策を立案する際に役に立つ．

　2010年，ケラーは，著書"Motivational Design for Learning and Performance"の中で，ARCSモデルの拡張版であるARCS-Vを発表した．このVとは，意志(volition)であり，「目標を達成するための働きであり，2つの相(phase)からなる．1つは，コミットメントや行為前の計画であり，2つめは，自己規制やアクションコントロールである」と説明されている[32]．しかし，著書には意志(volition)についての方略や方策が示されておらず，ARCSモデルプロセスの修正が加えられていないので，本項ではARCSモデルについて説明する．ARCSモデルの分類，定義，作業質問，主な支援方略を表 2-3 に示す[33]．またそれぞれについて，主要部分を説明する．

■ 注意（attention）

　注意とは，「学習者の関心を獲得することであり，学ぶ好奇心を刺激・保持すること」である[34]．学習者の注意を引き，「面白そうだ」[35]と思わせることである．これは，動機づけにおいて最初に取り上げるべき要因である．ケラーは注意の下位分類として知覚的喚起，探求心の喚起，変化性の3つをあげている．

知覚的喚起
　学習者の興味をとらえることである．学習者の興味・関心のある話題を取り上げたり，模型や実物を提示するなどして，好奇心を生み出すことである．

探求心の喚起
　探求することを刺激することである．「なぜそうなるのか」などの質問をし，「どうしてだろう？」と考えることを刺激することである．

変化性
　学習者の注意を維持することである．講義を聴くだけでなくディスカッションや興味を引く視聴覚教材を取り入れたり，途中で休憩を取るなどして，学習者の関心がそれないようにすることである．

■ 関連性（relevance）

　関連性とは，「学習者の肯定的な態度に作用する個人的ニーズやゴールを満たすこと」[33]であり，学習者が「やりがいがありそうだ」[36]と感じられるようにすることである．関連性は，行動の目的に直接関連している要因である．関連性の下位分類として，目的指向性，動機との一致，親しみやすさの3つがある．

目的指向性
　明確なゴールをもつことである．ゴールを提示するか学習者に設定させ，そのゴールを達成したときの意義を示し，「やってみよう」という気持ちを起こさせることである．

動機との一致
　教育プログラムを学習者の動機や価値に一致させることである．例えば，ロールモデルを示したり，在宅で学べるようeラーニングができるような環境を整えたり，大学院生に対し授業を昼夜開講するなど，学習者の学習スタイルに合わせて教育プログラムを工夫することをいう．

親しみやすさ
　学習者が関心のある具体例を示したり，イラストを用いるなどして学習する内容や教材を親しみやすいものにすることである．

■ 自信（confidence）

　自信とは，「学習者が成功し，成功を自分で制御する能力があることを確信・実感するための助けをすること」であり[34]，学習者が「やればできそうだ」[37]と思えることである．自信は，動機づけを維持させる要因となる．自信の下位分類として，学習要求，成功の機会，個人的なコントロールの3つがある．

学習要求
　最初に到達目標や評価基準を具体的に示し，「やればできそう」という期待感がもてるようにすることである．高すぎず・低すぎない目標の設定や，中間評価を取り入れ，到達度の評価と課題を示し，見通しを立てることなどが役に立つ．

成功の機会
　自信がもてるよう，成功経験ができるような機会を設けたり，自己の成長を自覚できるような状況を設定することである．自己の成長が確かめられるような確認問題を設定したり，着実に成功できるよう優しい課題から始め少しずつ難易度を上げるなどの工夫が成功の機会につながる．

個人的なコントロール
　成功が個人の努力と能力によるものだと自覚できること．自分のペースで学習を進めさせたり，成功は学習者個人の努力によるものであるとフィードバックすることなどがコントロールの自覚につながる．

■ 満足感（satisfaction）

　満足感とは，「内的と外的報奨によって達成を強化すること」[34]であり，学習者が「やってよかった」[38]と思えることである．満足感は新たな学習への動機づけにつながる要因である．満足感の下位分類として，内発的な強化，外発的な報酬，公平感の3つがある．

内発的な強化
　学んだことの意義が深いと学習者が自ら感じることである．満足感を強化するようなフィードバックを伝えたり，身につけた新しい技術を用いる機会を早期に設けることなどが内発的な強化をサポートする．

外発的な報酬
　学習者の成果に対し，価値ある報酬を提供することである．具体的には，褒めたり，賞や昇進などの報酬を与えることが外発的報酬に相当する．

公平感
　学習者が成果に対する評価が公平だと認識すること．不公平感を感じると，満足感は低下したり得られにくくなりやすい．採点者の主観が入らないよう，客観的な評価基準を設定して評価をすることや，評価の条件や基準を統一することなどが公平感を保つことにつながる．

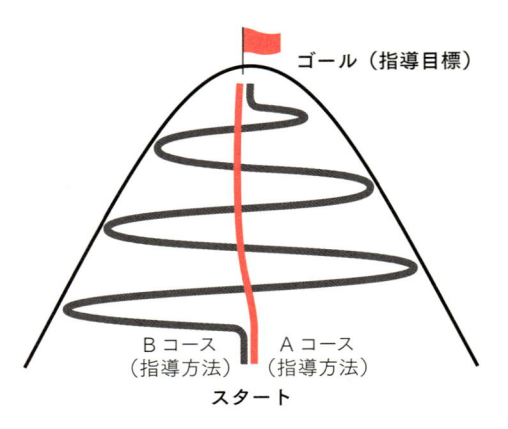

図 2-5　山登りの行程からみる指導目標と指導方法

4　指導目標

　指導目標は，山登りに例えると目指すべきゴールである（**図 2-5**）．最初から 1 人で登山できる人はいない．最初は経験豊富なガイドとともに，あるいはガイドと同等の能力のある人とともにゴールを目指す．ガイド（教員・指導者）は，登山する山の特徴（教材観），年齢や登山経験の有無などガイドする対象者の特性（学生観）からガイドの方針（指導観）を考える．これらを踏まえ，登頂までの期間または時間，登山において感じてほしいこと・注意したいことなどを含めた目標を立てる（指導目標）．

　次に実際に山を登るとき，傾斜はきつくなるが最短距離を行く場合（A コース），時間はかかるがなるべくなだらかな道を選ぶ場合（B コース）など登山路はいくつか考えられる．また，食事や睡眠，休憩などの取り方も考える．これらの具体的な内容が指導方法になる．登山路や登山の過程（指導方法）も，山の特徴（教材観），対象者の特性（学生観），ガイドの方針（指導観）によって決定する．このように三観が指導目標・指導方法に影響を及ぼすのである．

4-1　ブルームの教育目標分類

　指導目標は，学生が到達すべき内容の範囲と程度を表現している．学生が到達すべき目標を示すので，主語は学生となる．

　ブルーム（Bloom BS）らは，階層的で系統性をもった教育目標分類体系を示し，認知領域，情意領域，精神運動領域の 3 つの領域をあげている[32]．指導目標を設定するにあたり，その教育目標分類体系を参考にするとよい．

■ 認知領域

認知領域とは，知識の習得や理解を示す能力・行動特性であり，より高次な段階では論理的思考力や創造性が含まれる．認知領域は，知識，理解，応用，分析，総合，評価の6つに分類され，単純から複雑なものへと区分されている(**表 2-4**)．

看護教育では，認知領域の目標と評価として，分析・総合・評価を1つにまとめて，問題解決として表すことが多い(**表 2-5**)．

■ 情意領域

情意領域は，興味，態度や価値観にかかわる能力・行動特性のことである．情意領域は，受容，反応，価値づけ，組織化，個性化の5つに分類され，単純から複雑なものへと区分されている(**表 2-6**)．

看護教育では，学生が対象者に関心を向ける能力，優しさや思いやりある態度，さまざまな価値観を受容する能力など，情意領域に関連する能力の育成を他の2つの領域の能力と同様に重視しており，情意領域の目標および評価の置き方には苦労することが多い．そのため，上記の5分類を用いるより，受容，反応，内面化(価値づけ，組織化，個性化)の3分類で示すこと場合が多い(**表 2-7**)．

■ 精神運動領域

精神運動領域とは，神経系と筋肉系の間の協応にかかわる能力・行動特性であり，広義では，技能の獲得にかかわる．精神運動領域は，模倣，操作，精確化，分節化，自然化の5つに分類され，単純から複雑なものへと区分されている(**表 2-8**)．

看護教育では，日常生活行動援助や治療に伴う援助，フィジカルアセスメント，コミュニケーションなどの看護技術の習得が精神運動領域に含まれる．看護教育では，模倣，コントロール(操作，精確化)，自動化(分節化，自然化)の3分類を用いることが多い(**表 2-9**)．

4-2 指導目標の動詞表現

上記で述べた認知，情意，精神運動領域に関する教育目標を記述する動詞表現の例を**表 2-10**[39]に示した．指導目標は，抽象度の高い一般目標(general instructional objective：GIO)と，それを達成するための具体的な行動目標(specific behavioral objective：SBO)からなるとする考え方もあるが，本書では，指導目標(一般目標)と，より具体的な行動目標として考える．指導目標(一般目標)は，各教科目や単元，カリキュラム単位など，やや広範囲の教育目標に用いられ，行動目標は，一般目標の下に置かれ，具体的で測定可能性を示す点から，最小授業単位(1コマ，1日など)で示すことが多い．看護教育の場合，看護現象の複雑さをとらえる視点から，複数の指導目標(一般目標)，行動目標を立て，1つのまとまりをもって表現することが多い．

表 2-4　認知領域の分類

知識：個別事象，一般的事象，方法，過程，パターン，構造，背景を想起できる．
理解：特徴をとらえて変換できる，構成しなおし解釈できる．
応用：特定の具体的な状況に抽象概念や技術的原理を活用できる．
分析：1つの全体を部分に分解してその相互関係を示す．
総合：部分を結合して1つのまとまりをつくる．
評価：素材や方法の価値を目的に照らして判断する．

表 2-5　看護教育での認知領域の目標例

知識：学生は，「適応」という用語を定義することができる．
理解：ICUにおける看護師の役割について説明できる．
応用：呼吸困難の症状と胸部X線所見を関連づけることができる．
問題解決（分析・総合・評価）：患者の生活を分析し，糖尿病のコントロールを阻む要因を明らかにし，指導計画を立案することができる．

表 2-6　情意領域の分類

受容：ある事象や刺激に対して意識を向ける，注意を払う．
反応：ある事象を受け入れて黙従的あるいは意欲的に反応する．
価値づけ：ある事象の価値を受け入れ，その価値を優先し，価値に関与する．
組織化：さまざまな価値を受け入れて自分の中で組み合わせ整理する．
個性化：内在化された価値に従い一貫した行動をとる．

表 2-7　看護教育での情意領域の目標例

受容：訪問時，在宅で看護を行っている家族の思いを尋ねることができる．
反応：コーチングとティーチングの違いについて答えることができる．
内面化（価値づけ，組織化，個性化）：患者の価値観を尊重したケアプランに修正することができる．

表 2-8　精神運動領域の分類

模倣：やってみようと思い，反復行動をとる．
操作：指示どおりにやる，特定の操作ができる．
精確化：できるようになった行動が速く正確にできる．
分節化：行動が順序よく調和した形でできる．
自然化：行動が自動化し内在化した形でできるようになる．

表 2-9　看護教育での精神運動領域の目標例

模倣：全身清拭の技術を繰り返し実施することができる．
コントロール（操作，精確化）：プレゼンテーションを所定時間内に的確に実施することができる．
自動化（分節化，自然化）：患者の状況に応じた疼痛コントロールを安全・安楽に実施することができる．

表 2-10　教育目標を表す動詞の例

領域		行動
認知	知識	定義する，列挙する，分類する，選択する，設置する，組み合わせる
	理解	説明する，記述する，翻訳する，要約する，予測する
	応用	解決する，応用する，利用する，計算する，関連づける，変更する
	分析	比較する，分類する，区別する
	評価	再構成する，批評する，支援する，査定する
	創造	策定する，構成する，創造する，組み立てる，開発する
情意	受容	尋ねる，選ぶ，選択する，設置する
	反応	議論する，実施する，答える，読み取る，報告する
	価値づけ	区別する，形成する，証明する，報告する，分配する
	組織化	改変する，整頓する，組み立てる，配列する，総合する
	個性化	一致する，正当化する，行動変容する，優先順位を再整理する
精神運動	模倣	繰り返す，模倣する，付随する，示す
	操作	動く，操作する，身に付ける，展示する
	精確化	一致する，精密な
	分節化	適応する，改変する，変更する，連結する，展示する
	自然化	創造する，改訂する，変動する，改変する

〔Billings DM, Halstead JA（著），奥宮暁子，小林美子，他（監訳）：看護を教授すること—大学教員のためのガイドブック（原著第 4 版），p. 132，医歯薬出版，2014．より一部改変〕

4-3　指導目標の立て方

　実習目標における指導目標を例に，認知領域，情意領域，精神運動領域の具体例を示す（**表 2-11**）．

　ここでは，指導目標をわかりやすいように認知領域，情意領域，精神運動領域に分けて表記したが，3 領域を意識して指導目標を考え，その内容が含まれていれば，分けずにまとめて表現してもよい．また，目標によっては 3 領域すべての指導目標をあげられるとは限らない．

　なお，ルンバ（RUMBA）を意識して指導目標を考えると，わかりやすい内容になる．RUMBA とは，Real（現実的），Understandable（理解可能），Measurable（測定可能），Behavioral（行動用語），Achievable（達成可能）の頭文字をとったものである．

表2-11　実習目標と指導目標

実習目標	指導目標		
	認知領域（知識）	情意領域（価値・態度）	精神運動領域（技術）
生命危機状態にある患者に対して看護師とともに日常生活援助ができる．	1) 生命危機状態にある患者に必要な日常生活援助の必要性について述べることができる． 2) 生命危機状態にある患者に必要な日常生活援助を具体的に述べることができる．	1) 援助に伴う苦痛を理解し，配慮できる． 2) 援助時，プライバシーに配慮することができる．	1) 生命危機状態にある患者の日常生活援助が，看護師とともに安全安楽に実施できる．

例えば次の指導目標を立てたとする．

> **指導目標**
> 例1：胸骨圧迫を正しくできる．
> 例2：シミュレーターを用いて，乳頭を結ぶ線の中央の位置で，1分間に100回の速さで，かつ5 cm深さの胸骨圧迫を30回することができる．

　例1では，胸骨圧迫とあるが，誰または何に対して行うのかが不明である．さらに，正しいとは何をもって正しいとするのか，つまり，何がどのようにできたら正しいと判断するのか，その判断基準が具体的に示されていない．
　健康な人間に対し実際に胸骨圧迫を行うことは難しく，例2のように修正すると，シミュレーターを用いることで現実的となり，胸骨圧迫の部位・速さ・深さ・回数を具体的に示すことにより測定可能な目標となる．これらは行動用語で表現されている．また，例2では，学生からみてもインストラクターからみても，例1の「正しい」の基準が具体的に示されているため，理解可能な表現になっており，学生が達成可能な内容である．このように，RUMBAを意識し指導目標を考えるとよい．なお，指導目標の主語は学生で考える．

表 2-12 指導内容の順次性

・容易 ➡ 難解	・通例 ➡ 異例
・単純 ➡ 複雑	・日常性の高いもの ➡ 非日常的なもの
・一般的なもの ➡ 専門的なもの	・自然なもの ➡ 不自然・非自然なもの
・正常 ➡ 異常	

〔杉森みど里, 舟島なをみ：看護教育学(第5版). p.213, 医学書院, 2012. をもとに筆者作成〕

4-4　行動目標の立て方

　指導目標を決定したあとは，行動目標を明確にする．行動目標とは，指導目標を具体化したものである．行動目標を明確にしたあとは，目標を達成するための指導内容，指導方法，留意点をあげる．指導内容を考える際は，順次性を意識する(表2-12)[40]．指導内容，指導方法，留意点は指導目標を達成するための要素であり，教材観・学生観・指導観との関連も考慮に入れて考えると，一貫性のある指導案を作成できる．指導内容，指導方法，留意点を箇条書きではなく，文章で書く場合は，教員・指導者が主語となる．指導案の項目として，評価の視点をあげる場合もある．

D 指導案の具体例

　指導計画を作成する場合，いくつかの方法がある．講義・演習の指導案作成の流れは**図 2-3**(☞32 頁)に示した．一方，実習などの期間が長い科目の指導案の場合，実習目標をもとに指導目標を決定したら，まず週案を作成する．週案では，週ごとの指導目標を明確にする．このとき，週により，内容の複雑さ，到達レベルが異なることを考慮して設定する．次に指導目標を踏まえて，主要な指導内容を抽出し，特に留意する点があれば明らかにする．その後，週案をもとに日ごとの指導案，すなわち日案を作成する(**図 2-6**)．

　対象別では，集団を対象とした指導案と，個人を対象とした指導案がある．多く

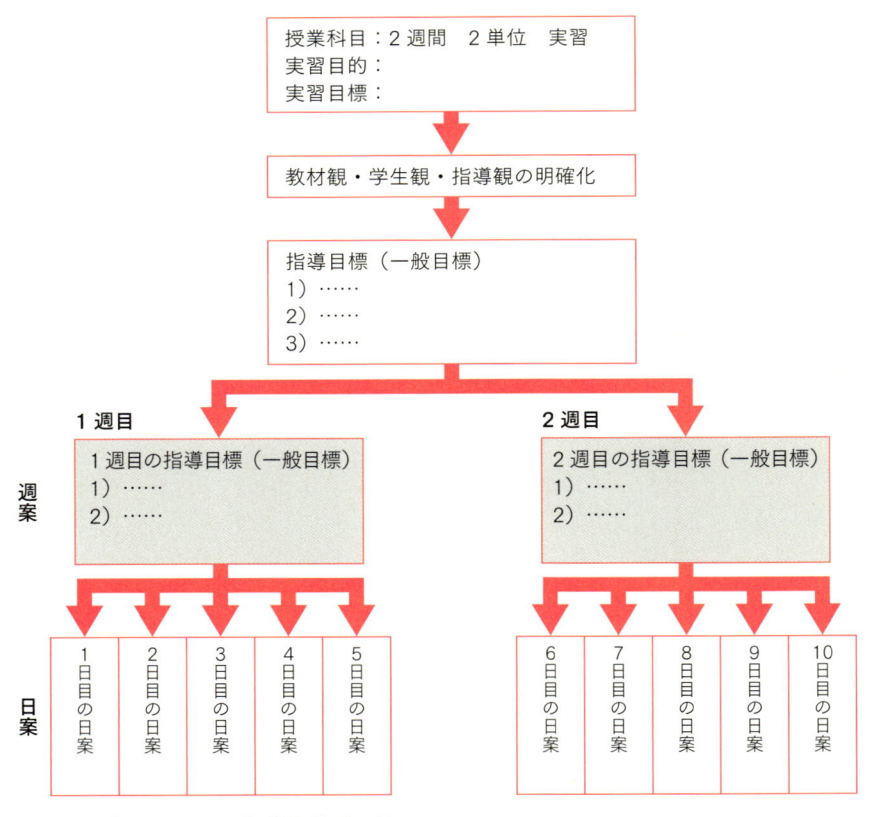

図 2-6　実習における指導案作成の流れ

の場合，集団を対象とする指導案を作成するが，例えば，実習につまずいた学生の補習を指導する際などは，特定の学生を対象とした指導案を作成することになる．さらに，内容を簡単に示した簡略版で表す方法もある．

1 講義の指導案の実際

「急激な低酸素血症に陥った患者の看護」の講義を例に，指導計画作成の実際を示す（表2-13～16，教材観・学生観・指導観に関しては33～35頁参照）．

（本文は54頁につづく）

表2-13 授業目的，一般目標，行動目標
（「急激な低酸素血症に陥った患者の看護」の講義の場合）

＜授業目的＞
急激な低酸素血症に陥った患者に対する全身状態の改善・QOL向上のための看護を学習する．
＜指導目標（一般目標）＞
1）呼吸器系の構造と機能を踏まえ，低酸素血症に陥る原因を理解できる．
2）急激な低酸素血症に陥る代表的な疾患を例に，各疾患の病態から低酸素血症になるメカニズムを理解できる．
3）急激な低酸素血症に陥った患者の状態をアセスメントでき，状態の改善・QOLの向上に向けた看護について，低酸素血症の要因と関連させて理解できる．
＜行動目標＞
1-1　呼吸器系の構造と機能を述べることができる．
1-2　呼吸の調整について述べることができる．
1-3　呼吸筋と神経支配について述べることができる．
1-4　動脈血ガス分析と酸素解離曲線の関係を述べることができる．
1-5　低酸素血症に陥る原因を，呼吸器系の構造と機能とを関連させて説明できる．
2-1　代表的な疾患（ARDS，肺梗塞，緊張性気胸）を例にとり，病態と低酸素血症の関連について説明できる．
3-1　低酸素血症に陥った患者の状態をアセスメントするための項目とそれらの必要性について述べることができる．
3-2　酸素化改善のためのケアについて，低酸素血症の原因と関連させて述べることができる．
3-3　酸素消費量の増加を防ぐケアについて述べることができる．
3-4　低酸素血症に陥った患者の精神的支援について述べることができる．

行動目標は，指導目標の細項目である．行動目標1桁目は，指導目標の数字を示している．

表2-14 準備する物品のリスト
（「急激な低酸素血症に陥った患者の看護」の講義の場合）

- レジメ　100部
- 資料　100部
- 極細ストロー　100本
- パルスオキシメータ
- 換気の原理の図（模造紙）
- 緊張性気胸のVTR
- ストップウオッチ

表 2-15　指導案(「急激な低酸素血症に陥った患者の看護」の講義の場合)

段階	時間	指導内容	指導方法	指導上の留意点
導入	15分	前回講義終了時にフィードバックシートに記載された質問への返答	<説明> 前回の講義時における学生の理解が不十分な部分を補う.	説明が不十分だったことによる質問や, 講義内容を深めたり広げる質問に対し返答するが, 学生が調べるべき内容については, 自ら調べるように伝える.
		今日の講義の目標の明確化	講義の到達目標を伝える.	
		呼吸困難感の体験	<体験> 左手で両鼻をふさぎ, 右手で極細ストローをもち, 口にくわえ極細ストローを使って呼吸をする.	教員が秒数を数え, 各学生が耐えられる限界までストロー呼吸を実施させる. 各自にストロー呼吸の秒数を把握させるとともに, 呼吸困難感を振り返らせる.
			<体験> 学生の1人に教壇まで出てきてもらい, パルスオキシメータを装着しながら, ストロー呼吸をもう一度行う.	パルスオキシメータでSpO_2と脈の変化をみる. ストロー呼吸を行っても値の変化がすぐには認められず, 少し遅れて表れることを指摘し, データだけに頼らず五感を大切にすることを強調する.
展開	65分	1-1　肺の構造と機能の復習 ・呼吸器系の構造 ① 上気道とは ② 下気道とは ③ 気管から気管支に分岐する位置と左右の分岐角度	<質問・指名> 呼吸器系の構造①〜③について質問し, 確認する. 構造・機能・呼吸筋について, レジメの空欄部分を埋めるように指示する.	・気管分岐部の位置を理解しなければいけない理由を, 挿管チューブとの関連性にふれながら伝える. ・気管支の分岐角度の違いが, どのように臨床の現象と関連するかを伝え, 解剖学の重要性を意識させる.
		1-2　呼吸の調整 ① 呼吸の調節の種類 ② 呼吸調節の刺激 ③ 呼吸調節に関与する受容体	<説明> 呼吸の調整①〜③についてレジメを用いて説明する.	呼吸調節の種類, 刺激, 関与する受容体を系統的に理解できているかを確認する.
		1-3　支配神経 呼気筋, 吸気筋, 補助筋とそれらを支配する神経	<質問・指名> 呼気筋・吸気筋・補助筋の具体的な筋肉名とそれらを支配する神経について質問し, 確認する.	呼吸における横隔膜の働きの重要性を確認する. 外傷時の頸部損傷の位置と横隔神経麻痺の関係, 呼吸困難時の呼吸補助筋の働きを説明し, 解剖学・生理学の重要性を意識させる.

(つづく)

表 2-15 （つづき）

段階	時間	指導内容	指導方法	指導上の留意点
展開（つづき）	65分	1-4 動脈血ガス分析と酸素解離曲線 ・主な動脈血ガス分析値（PaO_2, $PaCO_2$, SaO_2, pH, HCO_3^-, BE） ・酸素解離曲線	＜説明＞ 動脈血ガス分析の基準値と酸素解離曲線の中でポイントとなる値の強調（PaO_2, SaO_2）（60, 90）（80, 96）	・SaO_2とSpO_2との違いを確認する．SpO_2の意義を確認する． ・パルスオキシメータの測定値が不正確になる場合を伝え，理由を質問する．回答から，測定の原理と関連させて理解しているかを確認する．不十分な場合は教員が補う．
		1-5 低酸素血症の原因 ① 吸入気酸素濃度の低下 ② 肺胞低換気 ③ 拡散障害 ④ 換気血流比の不均等分布 ⑤ シャント	＜説明＞ 低酸素血症の原因①〜⑤について説明し，具体的な例をあげながら，低酸素血症になるしくみを説明する．	・肺胞低換気については，肺胞換気量と分時換気量との違いを図（模造紙）を用いて説明し，肺胞低換気と関連する1回換気量の重要性を認識させる． ・肺胞におけるガス交換を，動きながら行うドッジボールに例え，換気血流比の不均等分布に関して説明し理解を促す．
		2-1 急激な低酸素血症に陥る代表的な疾患 ・ARDS ・肺梗塞 ・緊張性気胸	＜発問＞ 病態生理学で既習している，左記の疾患の低酸素血症に陥る機序を発問する．	低酸素血症の原因①〜⑤との関連も押さえる．緊張性気胸の低酸素血症になるメカニズムについては資料を活用しながら説明し，イメージ化を助ける．
		3-1 低酸素血症に陥った患者の状態のアセスメント	＜質問・指名＞ ・既習のフィジカルアセスメントの内容を想起させ，内容を確認する． ・低酸素血症時の主な症状と徴候，既往歴，内服薬の関連についても確認する． ＜VTR視聴・発問＞ 「緊張性気胸時の症状はどのようなものがあったか？」「どうしてそのような症状が発現するのか？」などと発問する	レジメの内容と比較し，漏れがないか確認する．
		3-2 酸素化の改善・促進 ① 適切な吸入気酸素濃度，指示された酸素の確実投与 ② 肺胞低換気の予防 ・適切な1回換気量の確保 ・呼吸筋力の確保 ・呼吸筋の活動の阻害予防 ・気管支拡張薬・鎮咳薬の確実投与	＜説明＞ ・酸素化の改善・促進のケアを低酸素血症の原因と関連させ説明する． ・酸素化の改善・促進のケアをまとめたレジメを活用し，説明する．	酸素化の促進・改善のケアの根拠を，低酸素血症の原因と関連させ理解させる．

（つづく）

D 指導案の具体例

表 2-15　指導案(「急激な低酸素血症に陥った患者の看護」の講義の場合)(つづき)

段階	時間	指導内容	指導方法	指導上の留意点
展開(つづき)	65分	3-2　酸素化の改善・促進(つづき) ③拡散機能の改善 　指示された抗菌薬・利尿薬の確実投与 ④適切な換気血流比 ・排痰の促進 ・体位の工夫 ・水分管理 ⑤シャントの予防・改善 ・排痰の促進 ・必要時吸引 ・吸入療法		
		3-3　酸素消費量の増加を防ぐ ・感染予防と改善 ・安静度の保持 ・酸素消費を増大しない日常生活援助	酸素消費量の増加を防ぐケアを説明する． <発問> 各ケアが，なぜ酸素消費の増加を防ぐのかを考えさせる．	臨床経験談も交え説明することにより学生の興味をとらえる(知覚的喚起)
		3-4　精神的支援 3C ①Cognition(認知) ②Control(コントロール) ③Communication(コミュニケーション)	<説明> 精神的支援 3C について，なぜ大切か，具体的にはどういうことかを説明する．	
まとめ	10分	本日の講義の振り返り 1分間要約 フィードバックシートの記載	<指示・机間巡視> 学生が2人一組になり，1人1分間で，本日の講義のポイントを，交互にペアの相手に話す． 講義への意見・質問の記載	・2番目に話す人は，最初の人がいった内容以外のことをいうように指導する． ・発言した内容で，不明な点・不正確な点は確認し合うように指導する．

表 2-16　授業評価の要素
　　　　　(「急激な低酸素血症に陥った患者の看護」の講義の場合)

・授業中の質問内容　　・フィードバックシートの内容
・学生の授業中の態度　・最終期末テスト
・1分間要約の内容　　・授業評価アンケート(大学として実施)

2　演習の指導案の実際

　演習とは，教員の指導のもとに学生が主体的に研究・討議・発表を行う，あるいは講義で学んだ実技内容を実際に行い，基本的な技術を習得する場であり，臨地実

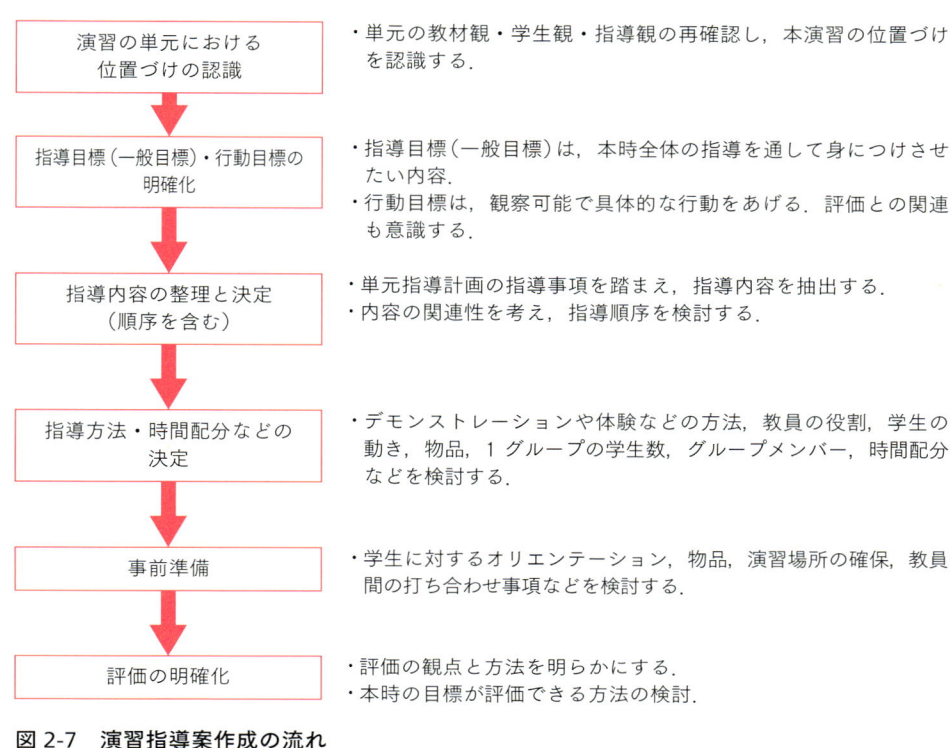

```
┌─────────────────┐
│ 演習の単元における │ ・単元の教材観・学生観・指導観の再確認し，本演習の位置づけ
│ 位置づけの認識   │   を認識する．
└────────┬────────┘
         ↓
┌─────────────────┐
│ 指導目標（一般目標）・│ ・指導目標（一般目標）は，本時全体の指導を通して身につけさせ
│ 行動目標の明確化 │   たい内容．
│                 │ ・行動目標は，観察可能で具体的な行動をあげる．評価との関連
│                 │   も意識する．
└────────┬────────┘
         ↓
┌─────────────────┐
│ 指導内容の整理と決定 │ ・単元指導計画の指導事項を踏まえ，指導内容を抽出する．
│ （順序を含む）   │ ・内容の関連性を考え，指導順序を検討する．
└────────┬────────┘
         ↓
┌─────────────────┐
│ 指導方法・時間配分などの │ ・デモンストレーションや体験などの方法，教員の役割，学生の
│ 決定             │   動き，物品，1グループの学生数，グループメンバー，時間配分
│                 │   などを検討する．
└────────┬────────┘
         ↓
┌─────────────────┐
│ 事前準備         │ ・学生に対するオリエンテーション，物品，演習場所の確保，教員
│                 │   間の打ち合わせ事項などを検討する．
└────────┬────────┘
         ↓
┌─────────────────┐
│ 評価の明確化     │ ・評価の観点と方法を明らかにする．
│                 │ ・本時の目標が評価できる方法の検討．
└─────────────────┘
```

図 2-7　演習指導案作成の流れ
〔佐藤みつ子，宇佐美千恵子，他：看護教育における授業設計（第4版），p. 87，医学書院，2009．より一部改変〕

習で実際に行う技術の水準を確保する役割ももつ．演習では，学生が主体的に取り組めるように計画することが大切であり，また，複数の教員で展開することが多いため，重要な点，最低限押さえるべき点，時間配分，各教員の役割，準備などに関して教員間で共通認識をもっておくことが必要である．

　講義の指導案との違いは，演習の指導案には，学生の動き，複数の教員の動き，物品の事前準備，実技指導，学生へのオリエンテーション，デモンストレーションなどが加わることである．演習の指導案を作成する際は，単元における教材観・学生観・指導観を再確認し，担当する演習の位置づけを確認する．そして単元指導計画にある指導事項を踏まえ，本時の指導内容を確認する．

　次に指導内容をもとに，指導目標（一般目標）を明確にする．指導目標が明確にできたら，その指導目標が達成できるように行動目標を決定する．そして，具体的な指導内容・指導方法，時間配分の決定，事前準備，評価の方法などを考える．演習指導案作成の流れを**図 2-7**[41]に示す．「一次救命処置（BLS：basic life support）」の演習を例に，指導案作成の実際を示す（**表 2-17〜22**　☞56〜60頁）．

　なお複数の教員が異なる役割を担って，演習を展開する場合は，**表 2-23**（☞60頁）のようなフォーマットを活用して指導案を作成するとわかりやすい．

表2-17 指導目標(一般目標)と行動目標(「一次救命処置」の演習の場合)

<授業目的>
急変した患者への看護を実践するために必要な看護援助技術(一次救命処置)を修得する．
<指導目標(一般目標)>
1)一次救命処置(BLS)について理解し，効果的に実施することができる．
2)自動体外式除細動器(AED)を適切に使用することができる．
<行動目標>
1- 1 救助者や傷病者がいる場所の安全面を確認できる．
1- 2 感染を予防するための行動をとることができる．
1- 3 両手で両肩を優しく叩きながら，声をかけることができる．
1- 4 体への刺激と呼びかけを同時に行い，傷病者の反応をみることができる．
1- 5 呼吸の有無を確認することができる．
1- 6 頸動脈の拍動の有無を確認することができる．
1- 7 呼吸と脈拍の確認を10秒以内で実施することができる．
1- 8 一緒に救助活動をしてくれる人を呼ぶことができる．
1- 9 AEDをもってくるように依頼することができる．
1-10 胸骨圧迫を適切な位置で行うことができる
1-11 胸骨圧迫を正しい速さ(100回/分)で行うことができる
1-12 胸骨圧迫を正しい深さ(5cm)で圧迫することができる
1-13 胸骨圧迫を正しい回数(30回)で行うことができる
1-14 胸骨圧迫を正しい手の用い方(手の組み方，指先)で行うことができる
1-15 頭部後屈あご先挙上法を正確に行うことができる
1-16 人工呼吸のときにフェイスシールドを適切に用いることができる．
1-17 人工呼吸の吹き込む量を正しく(軽く胸が上がる程度)行うことができる．
1-18 人工呼吸の吹き込む回数(2回)を正しく行うことができる．
1-19 胸骨圧迫と呼吸の吹き込みの組み合わせ(30:2)を正確に行うことができる．
1-20 人工呼吸のたびに頭部後屈あご先挙上法を正確に行うことができる
2- 1 AEDが到着次第，電源を直ちにいれることができる．
2- 2 AEDのパッドを適切な位置に貼ることができる．
2- 3 ショックボタンを押す前に，必ず周囲の安全確認を，声を出して行うことができる．
2- 4 ショックボタンを押したあと，直ちに胸骨圧迫と人工呼吸を再開することができる．

　演習の評価方法として，①チェックリストの活用，②デブリーフィング，③ビデオなどで録画し，それを見て振り返るなどがある．デブリーフィングとは，体験と原因を系統的に振り返ることである[42]．デブリーフィングによって，学習者はシミュレーション中にとった行動，思考過程，感情，その他の情報を探索・分析することで，臨床現場におけるパフォーマンスの向上に役立てることができる[42]．松本は，デブリーフィングの会話の中に狭義のフィードバックが含まれると指摘している[43]．①～③の方法を活用し，目的・目標を達成度を評価するだけでなく，効果的な方法がどの部分だったか，展開方法に問題はなかったか，課題は何かなどといった点も評価し，指導の改善につなげていく．デブリーフィング後はフィードバックシートを記載させ，学生の学び・気づき・感想などを把握する．

表 2-18　必要な事前準備(「一次救命処置」の演習の場合)

1) 学生オリエンテーション
- グループメンバーと担当教員一覧表
- 一次救命処置(BLS)の資料
- 演習時の役割〔発見(救助)者・通行人・評価者〕とローテーション
- チェックリストの目的と活用方法
- 演習時の服装
- 集合場所,時間

2) 教員間の打ち合わせ
- 指導目標,行動目標の確認
- 指導内容,指導方法,指導上の留意点の確認
- 指導内容のうち,重要項目の確認
- デモンストレーション時の役割確認
- デモンストレーション内容の確認と実施
- グループ編成の確認
- 事前準備物品の確認と準備日時の確認

3) 物品
- AED　10台
- シミュレーター人形　10体
- マット　10枚
- フェイスシールド　50枚＋予備10枚
- アルコール綿　60枚
- ゴミ箱　2つ

表 2-19　状況設定(「一次救命処置」の演習の場合)

休日,公園でのんびりしていると,目の前でランニングをしていた70歳代の男性が前胸部に両手を当て苦悶表情をして,突然倒れました.直ちに対応しましょう.

表 2-20　指導案(「一次救命処置」の演習の場合)

段階	時間	指導内容	指導方法	学生の活動	指導上の留意点
導入	5分	本時の進め方 ・目標の確認 ・全体の時間配分 ・グループメンバーの役割 ・タイムスケジュール	1グループ5名 ・1名が発見(救助)者 ・2名は通行人で救命活動に参加 ・2名は観察者		・本時のタイムスケジュールを板書しておく ・1名の教員が3グループを担当する
展開・デモンストレーション	15分	＜デモンストレーション＞ ・BLSのポイントの説明と実演 ・1名の教員が発見(救助)者,2名の教員が通行人を演じる	BLSのポイントを説明しながらデモを行う	チェックリストを見ながら確認する	・3グループは交代で実演し,教員が確認する. ・待ち時間はグループごとに練習する.
		＜周囲の安全確認＞	BLS実施場所の安全確認		
		＜感染予防＞	出血,嘔吐などがないか確認		
		＜意識確認＞	両手で両肩を優しく叩きながら声かけを行い,反応をみる		

(つづく)

D　指導案の具体例

表 2-20 指導案(「一次救命処置」の演習の場合)(つづき)

段階	時間	指導内容	指導方法	学生の活動	指導上の留意点
展開・デモンストレーション(つづき)	15分	<呼吸の確認>	口元に耳を近づけ呼吸の有無の確認		
		<循環サインの確認>	頸動脈の拍動の有無を10秒以内で確認		頸動脈を触知する際の触る強さに注意する(血流を止めない).
		<救急対応システムの起動とAEDの依頼>	・人を呼ぶ ・通報の依頼とAEDの依頼		
		<胸骨圧迫>	正しい位置・速さ・強さ(深さ)・回数・手の組み方		胸部に触っている手の指先は胸に触らないようにあげておく.肘を曲げない.その理由も説明する.
		<気道確保>	頭部後屈あご先挙上法		
		<人工呼吸>	・フェイスシールド使用 ・吹き込む量と回数 ・鼻をしっかりつまむ		
		<胸骨圧迫と人工呼吸のサイクル>	胸骨圧迫と人工呼吸30:2のサイクル		
		<AEDの操作>	・AED到着後,電源を入れ,適切な位置(右肩,左側胸部)にパッドを貼付 ・ショックボタンを押す前の安全確認 ・ショックボタンを押したあとのBLSの迅速な再開		パッドの位置,安全確認,迅速な再開の根拠を発問し確認する.
展開・学生演習	55分	学生がBLSを実施	・学生の移動の指示 ・所定の位置に移動するよう指示する. <説明> ・各自の役割を確認するよう説明する. <指示> 準備ができたら実技を開始するよう指示する. <実技指導> チェックリストをみながら,正確にできているか確認する.	・学生は,交代で全員が発見(救助)者,通行人,観察者を経験する. ・発見(救助)者は,胸骨圧迫と人工呼吸のサイクルを2サイクル行う. ・1回ごとに発見(救助)者,通行人を経験しての感想を述べる. ・その後,観察者が,気づいたこと,感じたことを述べる.	できなかったことだけでなく,できたことも伝えるよう指導する.

(つづく)

表 2-20 （つづき）

段階	時間	指導内容	指導方法	学生の活動	指導上の留意点
展開・学生演習（つづき）	55分	学生がBLSを実施（つづき）	<観察，助言> ・周囲の安全確認・感染予防ができているか観察する． ・意識の確認方法・呼吸の確認方法・循環サインの確認方法が適切か観察する． ・助けを呼ぶことができたか，AEDの依頼ができたか観察する．		
			（略）		
まとめ	10分	3グループ合同のカンファレンス	発見（救助）者，通行人，観察者を経験した全体を振り返り， ・発見（救助）者の役割 ・実施したBLSの評価 ・通行人の役割 ・できたこととできなかったこと ・できなかった原因 ・上手に行うためのコツなどについてディスカッションする． ・3グループ一緒に行うことにより学びを共有する． ・教員が気づいたことで学生から意見が出ていない部分について教員が発言する．	3グループ一緒に全体の振り返りを行う． デブリーフィング	・学生ができなかったところがどこだったか伝え，今後どう改善していったらいいか学生が自ら考えられるよう発問する． ・学生ができたところをしっかり認め，秀でていたところは，特に強調し褒める．
	5分	フィードバックシートの記入		フィードバックシートの記載	

表 2-21 授業評価の要素（「一次救命処置」の演習の場合）

・BLSチェックリスト（表 2-22）の評価項目の達成度
・デブリーフィングにおける学生の発言内容
・フィードバックシートの内容

表 2-22　BLSチェックリスト(「一次救命処置」の演習の場合)

項目	評価内容	評価	備考
周囲の安全確認	発見(救助)者や傷病者がいる場所が安全かどうかを確認する.		
感染予防	出血,嘔吐などがないか確認する.		
意識確認	体への刺激,呼びかけを行い,意識の有無を確認する.		
呼吸の確認	口元に耳を近づけ呼吸の有無を確認する.		
循環サインの確認	頸動脈に軽く触れ,拍動の有無を10秒以内で確認する.		
救急対応システムの起動とAEDの依頼	「誰か来てください」と人を呼ぶ.		
	人が集まったら通報の依頼とAEDをもってきてもらう.		
	依頼するときは相手の目を見て,指をさしてアイコンタクトをとる.		

○:できた,△:不十分,×:できなかった

表 2-23　複数の教員が異なる役割を担って演習を展開する際の指導案の例

段階	時間	指導内容	指導方法 教師Aの活動	指導方法 教師B・Cの活動	学生の活動	指導上の留意点
展開	15分	デモンストレーション	<説明> A:BLSの流れとポイントを説明する.	<実演> B:傷病者を発見し,意識を確認する. C:通行人の役割.119に連絡,AEDを取りに行く.	<観察> 教員の実演をチェックリストも参考にしてみる.	

3　実習の指導案の実際

　実習は，1つの実習科目に対し複数の教員が担当するため，教員間で共通の認識をもち，実習指導にあたることが必要となる．そのため具体的に指導案を作成することが望ましい．「クリティカルケア看護実習」を例に説明する(**表 2-24**☞61頁)．

　まず，教材観，学生観を考え，それらをもとに指導観を考える．教材観・学生観・指導観の下線は指導計画との関連がわかりやすいように引いており，その内容が指導計画の中に盛り込まれている．

　教材観には，担当する科目の特徴が示される．特徴を踏まえ，学生が学ぶことを簡潔明瞭に示す．教材観において，まずクリティカルケア看護をどう考えるのかを明らかにする．さらにクリティカルケア看護の実践では，呼吸・循環・代謝への介

表 2-24 クリティカルケア看護実習に臨む状況

1）実習の位置づけ
- 4年次前期　2週間
- クリティカルケア実習と，がん看護実習，リハビリテーション実習の中から1つ選ぶ選択実習である．

2）過去の実習経験
基礎看護学実習Ⅰ・Ⅱの実習を経験しており，グループによって異なるが，臨床看護学系の実習（成人看護学，老年看護学，精神看護学，小児看護学，母性看護学）は，2/3ほど終了している．

3）関連科目
基礎看護学，成人・老年臨床看護学，クリティカルケア看護の講義，解剖生理学の講義を履修している．看護技術に関しても，各科目とフィジカルアセスメントで履修した．

教材観（「クリティカルケア看護実習」の場合）

　クリティカルケア看護とは，生命の維持，全身状態改善，二次障害の予防，QOLの向上を目的とした生命危機状態にある患者の看護である．クリティカルな状況は，あらゆる臨床領域にあり，クリティカルケア看護を習得することは大変重要である．クリティカルな患者には，身体的・心理的・社会的特徴の3つの側面があるので，実習を通してこれらを認識できることが重要である．特にクリティカルな状態の患者を把握するためには，生命維持の中核である呼吸・循環・代謝の状態を理解することが必要である．そのためには解剖学・生理学の知識が基盤となる．

　また，クリティカルな状況においては的確な判断を求められ，その判断が適切な看護行為につながることが重要である．そのためには，緻密な観察と生理機能のアセスメントが基本となる．さらに，クリティカルケア看護では，家族看護や倫理的配慮が重要となる．以上のことからクリティカルケア看護実習は，根拠をもって，どのような援助をする必要があるか，その方法は何か，また倫理的配慮などを具体的に学ぶことができる実習である．

　学生にとっては，患者の重症度が高いこと，特殊な環境，略語の使用が多いことなどからストレスが強い科目である．

入が中心となるので，学生もその視点で考えられるようになることを教材観に盛り込む．クリティカルな状況の患者を理解するために生命維持に関する解剖学・生理学がわからないと対象理解が難しくなるため，他の科目とのつながりとして解剖学・生理学をあげた．

学生観(「クリティカルケア看護実習」の場合)

　今回の実習は選択実習であり，自ら選択していることから学生の実習に対する関心は高いと思われる．学生は最終学年であり，すでに数か所の臨床実習を経験している．したがって，病院内のルールや自分と患者・医療者との関係については理解しているはずである．解剖学・生理学や疾患については，すでに基礎科目で習得している．また，学内で看護過程の演習を経験しており，クリティカルケアにおけるアセスメントの視点はある程度理解できている．しかし，実際に重症患者を受け持つのははじめてであり，モニターや人工呼吸に触れるのもはじめての学生が多く，ICUという特殊な環境も含め，戸惑うことが予想される．しかし，学生の感性は豊かであり，気づきも多い．

　実習時間外の生活では，半数の学生が1人暮らしであり，実習中は食生活が不規則になったり，睡眠不足になりやすい．

　実習グループの人間関係は，すでに3年後期から同じメンバーで実習をしてきていることからある程度できているが，グループダイナミクスがグループごとに異なるため，協調性の高いグループと低いグループなど差がある．

　効果的な指導案を作成するためには，その科目に対する学生観(学生の関心度，理解度，学習進度など)を把握することが重要である．学生観を明らかにすることにより，適切な指導目標や指導方法が導かれるからである．また学生観のとらえ方は，教員・指導者のかかわり方を規定する．学生を受け身の存在として考えると，教員・指導者が中心となり知識や技術を伝授するというかかわり方になるだろう．学生を感性が豊かで気づきも多く学び取る力をもっている存在として考えると，教員・指導者が中心ではなく学生が気づけるような発問を投げかけたり，学生がより多く気づけるための環境を整えるという指導につながる．また，集団としての学生のとらえ方を明確にすることにより，グループダイナミクスの活用方法を検討できるため，その性質を明らかにすることも大切である．

　指導観は，教材観と学生観をもとに考えるため，科目の意義・価値を示すだけでなく，教材観，学生観との関連も踏まえたうえで示す．教材観で「クリティカルケア看護では呼吸・循環・代謝の状態の理解が必要」と述べたので，それを受けて指導観に「呼吸・循環・代謝について理解できるよう助言する」と示した．教材観で「家族看護が重要である」と述べ，指導観で「家族に対しても目が向けられるよう指導する」と示した．学生観で「学生の感性は豊かであり，気づきも多い」と述べ，指導観

指導観(「クリティカルケア看護実習」の場合)

　クリティカルな患者は，複雑な状況にあり，今までの学内での学習や実習の統合が必要となる実習である．またICUは，さまざまな職種が関係する場であるので，看護師の調整役割も積極的に学ぶことができる実習である．一方，学生が独力で患者を把握するのは困難である．したがって情報収集・アセスメントに教員・指導者の濃密なかかわりが必要となる．<u>アセスメントについては，学内演習においてすでに経験があることから，まず学生に自力で行わせてみる</u>．しかし個人の能力には差があることから，<u>学生の状況に応じた助言をする</u>．身体面のアセスメントでは，少なくとも呼吸・循環・代謝について理解できるよう助言する．また実際のケアは，気管挿管，ライン，チューブ類など気をつけなければいけないことが多く，このような状況のケアについては経験がないことから，<u>必ず受け持ち看護師とともにかかわることが重要である</u>．学生の戸惑いに関しては，<u>既習学習を想起させながら確認していく必要がある</u>．知識を統合し，患者の状態を把握するのには助言が必要である．ICUの治療・検査・処置などは特有なものが多く，他の実習において経験することは難しい．したがって積極的に経験できるように配慮するが，侵襲的な検査・処置・ケアについては見学とする．また，ICUの患者に対するケアだけではなく，<u>家族に対するケアも重要なので，家族に対しても目が向けられるよう指導する</u>．
　学生の感性や気づきを大切にしながら，その気づきを発展できるような指導をする．

で「学生の感性や気づきを大切にしながら，その気づきを発展できるような指導をする」と述べた．このように，教材観と学生観を踏まえて指導観を述べていく．実習目的，指導目標，実習指導案の週案・日案，評価は，**表2-25〜28**(☞64〜69頁)のとおりである．**表2-25**の指導目標は実習期間中に到達を目指す最終の目標である．週案または日案では目標の到達レベルを下げたり，付加したりすることもある．

3-1　週案

　週ごとに何を，どこまで，どのように教えるか，指導の考えを明確にし，実習の全体計画を立てる(**表2-26**)．週案における指導目標の立て方は，指導目標を週ごとで区切る方法もあるが，1つの目標の到達レベル(難易度)を週ごとに変えて設定する方法もある．

(本文は69頁につづく)

表 2-25　実習目的と指導目標(「クリティカルケア看護実習」の場合)

<実習目的>
生命危機状態にある患者を理解し，生命維持・全身状態の改善・悪化防止・QOL向上のための看護を学習する．
<指導目標(一般目標)>
1) 生命危機状態にある患者の生活の場の特殊性が理解できる．
2) 生命危機状態にある患者の全体像が把握できる．
3) 生命危機状態にある患者の身体状態と治療・看護処置の関係を説明できる．
4) 生命危機状態にある患者の看護上の問題を助言を受けて明確にできる．
5) 生命危機状態にある患者に対して看護師とともに日常生活援助ができる．
6) 生命危機状態にある患者のQOLを向上するための看護援助を考えることができる．
7) 生命危機状態にある患者の家族に対する看護援助を考えることができる．
8) 生命危機状態にある患者にかかわる専門職者間の協力・連携を理解できる．
9) 実習に主体的に取り組むことができる．

表 2-26　実習指導案・週案(「クリティカルケア看護実習」の場合)

週	指導目標(一般目標,行動目標)	指導内容	指導方法・留意点
1週目	1) 生命危機状態にある患者の生活の場の特殊性が理解できる．	1) ICUの特徴を説明する． ・構造・設備 ・物品の配置・取り扱い ・病棟の週課・日課 ・記録物の種類と取り扱い ・病棟の規則 ・看護体制・方式 ・災害時の対応 2) 入院患者の特徴を説明する．	・オリエンテーションの実施 ・最初にカンファレンスルームで特殊性・特徴を説明する．その後実際に病床を見学する．
	2) 生命危機状態にある患者の全体像が助言を受けて把握できる． ① クリティカルの特徴を踏まえて，3側面から患者を理解できる． ② クリティカルな状況が患者の心身に及ぼす影響が理解できる． ③ 患者の日常生活を把握し，入院や疾病によりどのような変化が生じているかを理解できる． ④ 患者の症状を病態との関連で理解できる．	情報収集・アセスメント <身体的側面> ・呼吸・循環・代謝を中心に，全体的にアセスメントできているか確認する． ・患者が感じている身体的苦痛 ・日常生活と入院による変化 <心理的側面> ・病気の理解と受容 ・環境の影響(ストレス)とそれを軽減する工夫 <社会的側面> ・入院による社会的関係の変化 ・経済的問題の有無 ・病態と症状との関連づけ	・事前学習を確認する． ・身体的・心理的・社会的特徴の側面から理解できているか確認する．不十分な場合は助言する． ・優先順位を考えアセスメントするよう指導する． ・コミュニケーションや記録物を通し，クリティカルの特徴を踏まえ，情報収集ができるよう指導する． ・既習知識を対象の現象と結びつけて考えられるよう助言する． ・一般論をもとに患者の病態と症状が関連づけ理解できているか確認する．
	3) 患者に行われている治療・処置・検査の目的や心身に与える影響が理解できる．	① 患者に行われている治療・処置・検査の目的 ② 治療・処置・検査が心身に与えている影響	・患者に行われている治療・処置・検査の目的と心身に与える影響が理解できているか口頭・記録物を通して確認する．

・1週目の指導目標はレベルを下げているため表2-25の指導目標と異なる．
・表中の下線は，教材観(～～)，学生観(……)，指導観(＝＝)の部分と連動している．

(つづく)

表 2-26 （つづき）

週	指導目標（一般目標，行動目標）	指導内容	指導方法・留意点
1週目（つづき）	4) 患者の看護上の問題を，助言を受けて明確にできる．	① 情報の解釈・分析 ② 問題の明確化	・情報の解釈・分析・看護問題が適切か，記録を通して確認する．必要時助言をし，修正させる． ・関連図を書かせ，思考の整理を促す．
	5) 生命危機状態にある患者に対して看護師とともに日常生活援助ができる． ① 生命危機状態にある患者に必要な日常生活援助の必要性について述べることができる． ② 生命危機状態にある患者に必要な日常生活援助を具体的に述べることができる． ③ 計画にもとづき，看護師とともに安全・安楽に日常生活の援助が実施できる． ④ 援助に伴う苦痛を理解し，配慮できる． ⑤ 援助時，プライバシーに配慮することができる．	① 学生が実施する日常生活援助の必要性と援助の実際 ・バイタルサインの測定 ・全身清拭 ② 安全にケアを行うための留意点と管理の実際 ・ライン，ドレーン，カテーテルの管理 ・モニター値の持続的観察 ③ 患者の苦痛への配慮 ④ プライバシーへの配慮	① 患者に必要な日常生活援助の必要性について理解できているか口頭・記録物を通して確認する． ② 患者の安全・安楽に気をつけながら清拭を学生とともに行う． ③ 初回は学生の緊張をほぐすようなかかわりができるよう心がける．
	6) 学生カンファレンスに積極的に参加できる． ① 自分の意見を積極的に述べることができる． ② グループメンバーの意見を聴くことができる． ③ カンファレンスが活発になるような配慮ができる．	① 実習を通して疑問に思ったことなどについての意見交換 ② 実習体験の共有化	・カンファレンスのテーマは学生に決めさせる． ・指定時間までにテーマを決定し，病棟側にも伝えるよう指導する． ・学生がカンファレンスに参加してくれる看護師を把握しているか確認する． ・学生の戸惑いやストレスについて把握する．
	中間評価（形成評価）	・実習目標の到達度の中間評価 ・来週の実習に向けての課題の明確化	1週目の最終日に，実習評価表・経験項目表を用いて行う．できれば学生・実習指導者・教員の3名で行う．難しい場合は，事前に実習指導者から評価を聞いておき学生に伝える．学生が困っている点があるか確認し，必要時助言をする．
2週目	7) 生命危機状態にある患者のQOLを向上するための看護援助を考えることができる． ① 患者のQOL向上のために，何に介入したらよいか理解できる． ② QOL向上のための看護援助をあげることができる．	① 患者の現在の状況，日常生活，価値観，家族関係，社会的背景などからQOLの明確化 ② 明確になった患者のQOLを向上させる個別的な看護援助	・前週にどこまで患者・家族を把握できているか確認する． ・個別性を踏まえて理解できているか確認する．必要時助言をする．

（つづく）

表 2-26　実習指導案・週案（「クリティカルケア看護実習」の場合）（つづき）

週	指導目標（一般目標, 行動目標）	指導内容	指導方法・留意点
2週目（つづき）	8）看護問題・計画の修正ができる．	現状と一致している看護問題と計画	看護問題・計画を確認し現在の患者の状態を踏まえているか確認し，修正が必要な場合は助言する．
	9）生命危機状態にある患者の家族に対する看護援助を考えることができる． ①家族の状態をアセスメントできる． ②家族看護の視点から必要な看護援助を考えることができる．	・家族構成，家族の関係性，価値観，家族にとってのストレス源，家族のもっている資源，家族のストレス源に対する認知，家族の対処，家族の適応などの把握 ・必要時，家族の認識の修正 ・家族のもてる力や資源の強化	・マッカバンの二重 ABCX モデルを活用し，家族の状態をアセスメントし，援助計画を考えるよう指導する． ・家族の情報をどの程度把握しているか確認し，必要時，情報を提供する．家族に対する援助は，ともに考える．
	10）生命危機状態にある患者にかかわる専門職者間の協力・連携を理解できる．	患者にかかわる専門職者の活動を通し，協力・連携を理解できるよう指導する．	医師との合同カンファレンス，NST，RST などの場面に積極的に参加するよう指導する．
	総括評価	・実習目標到達度の評価 ・学生の今後の課題の明確化 ・実習展開方法における課題の明確化	＜最終カンファレンス＞ 実習最終日に，病院で学生，病棟師長，教員・実習指導者が参加し，実習の学びについて振り返る． ＜評価面接＞ 実習目標の達成度と学生の今後の課題を，学内面接にて明確にする． ＜アンケート調査＞ 学生による教員・実習指導者に対する評価・要望を聞き，実習展開における課題の有無と内容を明確にする． ＜実習記録＞ 実習記録を提出させ，看護過程の展開を評価する．

NST：nutrition support team（栄養サポートチーム）
RST：respiratory support team（呼吸サポートチーム）
・1週目の指導目標はレベルを下げているため表 2-25 の指導目標と異なる．

表2-27 実習指導案・日案(「クリティカルケア看護実習」の実習6日目の場合)

時間	指導目標	指導内容	指導方法・留意点	評価の視点
8:30	1) 患者の看護に必要な情報収集ができ，患者にあった行動計画が立案できる．	① 先週金曜日から今朝までの患者の状態把握の確認 ② 患者の病態生理の把握の確認 ③ 学生の行動計画の妥当性の確認	・前週に指示した学習の課題の確認 ・学生の緊張を考慮し，リラックスできるような言葉がけをする． ・患者の状態を踏まえた計画が具体的に立案されているか確認する．必要時修正を指示する． ・学生全員の行動計画を聞いたあと，実習指導者・教員間で，ケアにどのように入るか調整する．	・事前学習の内容は的確か． ・患者の状態，意向，病棟の日課を考慮し，計画されているか． ・優先順位を考慮して考えられているか．
	2) 患者に行われる治療，処置，検査の目的，方法がわかる．	① 本日実施される治療・処置・検査の目的，方法の把握についての確認 ② 本日実施される治療・処置・検査によって患者に生じる苦痛の理解についての確認	検査時の介助を，安全に配慮し学生とともに行う．	検査時の学生の位置が適切か．
9:30	3) 患者の状態に応じて安全な生活環境を整えることができる．	① 個別性を考慮した環境整備の必要性の確認と実施 ② 安全・感染予防に配慮した環境整備の実施	患者の安静度，病態生理を踏まえた，個別的な環境整備の方法が考えられているか確認し，必要時助言する．	
10:00	4) 患者の日常生活援助を看護師とともに安全に実施できる．	① 援助の必要性 ② 患者に必要な具体的な援助 ③ 援助時の安全への配慮 ④ 援助時の苦痛への配慮 ⑤ プライバシーへの配慮	・ライン，ドレーン，カテーテル，挿管チューブ，モニターの値に注意しながら実施できているか確認する． ・患者に声をかけ，反応をとらえて実施できているか．	患者に対する声かけは適切か．

(つづく)

表 2-27　実習指導案・日案（「クリティカルケア看護実習」の実習 6 日目の場合）（つづき）

時間	指導目標	指導内容	指導方法・留意点	評価の視点
11：00	5）受け持ち患者の全体像の把握ができる（家族について）	＜家族との面会＞ 次の項目についての把握． 面会時の患者の言動・表情，家族にとってのストレス源，家族のもっている資源，家族のストレス源に対する認知，家族の対処，家族の適応状態	患者・家族の言動などから家族についての情報収集ができ，家族のストレスや適応について考えるよう指導する．	
12：00	休憩			
13：30	6）職種間の連携について理解できる．	＜病棟カンファレンス＞ 継続的に最善の看護ケアを提供するために看護師間の連携の実際		
14：00	7）受け持ち患者の全体像の把握ができる（身体面）	午後の患者の状態の把握 ・バイタルサイン測定 ・水分出納 ・本日の採血結果 ・胸部 X 線などの結果 ・医師の記録（SOAPなど）	・優先順位を考慮した情報収集 ・情報の関連性の理解	優先順位の高い看護問題に関連した情報を，もれなく収集できているか．
15：30	8）学生カンファレンスに積極的に参加しテーマを通し学びを深めることができる．	①テーマ 実習の中で疑問に思ったこと，興味をもったこと，深めたいと思ったことをテーマとする． ②明日の実習の方向づけ	・学生がテーマを決定し，司会も学生が行う． ・カンファレンスでの発言の有無，内容，協調性を観察する． ・明日の看護目標・行動計画の確認 ・事前学習の指示	・各学生のカンファレンスへの参加度 ・カンファレンスは深められたか
		実習終了あいさつ	・受け持ち患者へのあいさつ ・スタッフへのあいさつ	

表 2-28　評価（「クリティカルケア看護実習」の場合）

- 学生の本日の実習目標の達成度
- 学生の患者とのかかわりは，タイミングを逃すことなく，誠実な態度でかかわれていたか．
- 受け持ち看護師との調整は問題なかったか．
- 戸惑いや困難感を感じている学生がいないか．いる場合その内容は何か，など．

3-2　日案（例：実習 6 日目）

6 日目を例にとり，日案を示す（**表 2-27**）．実習 6 日目は 2 週目の第 1 日目にあたり，1 週目で患者の情報を把握し整理できているか，援助計画が妥当か確認することと，家族についても把握し，計画を立てられるようにかかわる要の日である．

授業は，必ずしも指導計画どおりに展開するとは限らない．その理由は，事前計画の不十分さだけとは限らず，授業中の学生の反応を機敏にとらえ，それに対応し授業を進めても，計画どおりに授業を行えないことがある．後者の場合，むしろ指導計画どおりにできなかったことが，学生にとって有益な授業になったと推察できる．このような場合は，授業終了後に振り返り，指導計画を修正すればよいのである．大切なことは，指導計画は，授業計画の要素の 1 つであり，授業計画とは指導計画をつくるだけではないことを理解し，本章の冒頭で述べたように，教育理念，教育目的・目標の達成につながる授業を展開することである．

引用文献
1) 石鍋圭子，斎藤みちよ，他：看護教育制度の概念．看護教育制度研究会（編）：わかりやすい看護教育制度資料集．pp. 2-3，廣川書店，1992．
2) 松井春満：教育理念．細谷俊夫，河野重雄，他（編）：新教育学大事典（第 2 巻）．p. 369，第一法規出版，1990．
3) 加納心治：教育目的・目標．細谷俊夫，河野重雄，他（編）：新教育学大事典（第 2 巻）．p. 367，第一法規出版，1990．
4) 辰野千寿：教育と教育心理学．辰野千寿，高野清純，他（編）：実践教育心理学 I―教育と教育心理学．p. 2，教育出版，1981．
5) 小山眞理子：看護教育のカリキュラム．小山眞理子（編）：看護教育講座 2―看護教育のカリキュラム．p. 2，医学書院，2000．
6) 杉森みど里，舟島なをみ：看護教育学（第 5 版）．p. 142，医学書院，2012．
7) Merriam SB, Caffarella RS（著），立田慶裕，三輪建二（監訳）：成人期の学習―理論と実践．p. 295，鳳書房，2005．
8) 前掲 7) pp. 294-314．
9) 青木久美子：e ラーニングの理論．青木久美子：e ラーニングの理論と実践．pp. 46-59，放送大学教育振興会，2012．
10) 森　敏昭：認知心理学のアプローチ．森　敏昭，秋田喜代美（編）：有斐閣双書 KEYWORD SERIES　教育心理学キーワード．pp. 6-7，有斐閣，2006．
11) 前掲 10) p. 6．
12) 前掲 7) p. 296．

13) 前掲 7) p. 297.
14) 前掲 7) p. 298.
15) 前掲 9) p. 48.
16) 前掲 7) p. 299.
17) 和賀徳子：学習理論と学習方法．グレッグ美鈴，池西悦子（編）：看護学テキストNiCE看護教育学．p. 168, 南江堂, 2009.
18) 前掲 11) p. 6.
19) 前掲 15) p. 47.
20) 前掲 15) p. 55.
21) 前掲 15) p. 47.
22) 吉田新一郎：PHP新書―効果10倍の＜教える＞技術―授業から企業研修まで．p. 39, PHP研究所, 2006.
23) 前掲 15) p. 58.
24) 前掲 7) p. 314.
25) Lave J, Wenger E（著），佐伯胖（訳）：状況に埋め込まれた学習―正統的周辺参加．pp. 9-12, 産業図書, 1993.
26) 前掲 15) p. 59.
27) 田中敏：レディネス．細谷俊夫，奥田真丈，他（編）：新教育学大事典（第6巻）．p. 550, 第一法規出版, 1990.
28) 前掲 16) p. 212.
29) 湯川隆子，塩田芳久：学習意欲．広岡亮蔵（編）：授業研究大事典．pp. 107-108, 明治図書出版, 1975.
30) 田代高章：動機づけ．恒吉宏典，深澤広明：重要用語300 基礎知識2巻―授業研究重要用語300の基礎知識．p. 247, 明治図書出版, 1999.
31) Keller JM（著），鈴木克明（監訳）：学習意欲をデザインする―ARCSモデルによるインストラクショナルデザイン．pp. 45-204, 北大路書房, 2010.
32) Bloom BS, Hastings JT, et al（著），梶田叡一，渋谷憲一，他（訳）：教育評価法ハンドブック―教科学習の形成的評価と総括的評価．pp. 429-441, 第一法規出版, 1973.
33) 前掲 31) p. 47, 98, 133, 168, 201.
34) 前掲 31) p. 47.
35) 鈴木克明：放送利用からの授業デザイナー入門 若い先生へのメッセージ．p. 102, 日本放送教育協会, 1995.
36) 前掲 31) p. 103.
37) 前掲 31) p. 104.
38) 前掲 31) p. 105.
39) Billings DM, Halstead JA（著），奥宮暁子，小林美子，他（監訳）：看護を教授すること―大学教員のためのガイドブック（原著第4版）．p. 132, 医歯薬出版, 2014.
40) 前掲 6) p. 213.
41) 佐藤みつ子，宇佐美千恵子，他：看護教育における授業設計（第4版）．p. 87, 医学書院, 2009
42) Center For Medical Simulation：DEBRIEFING ASSESMENT FOR SIMULATION IN HEALTHCARE（DASH）日本語版 https://harvardmedsim.org/dash-jp.php（2015年7月18日アクセス）
43) 松本尚浩：医療者が学習や教育にフィードバック・デブリーフィングを役立てるために．医療職の能力開発 2：1, 31, 2013.

第 3 章

授業の展開・実施

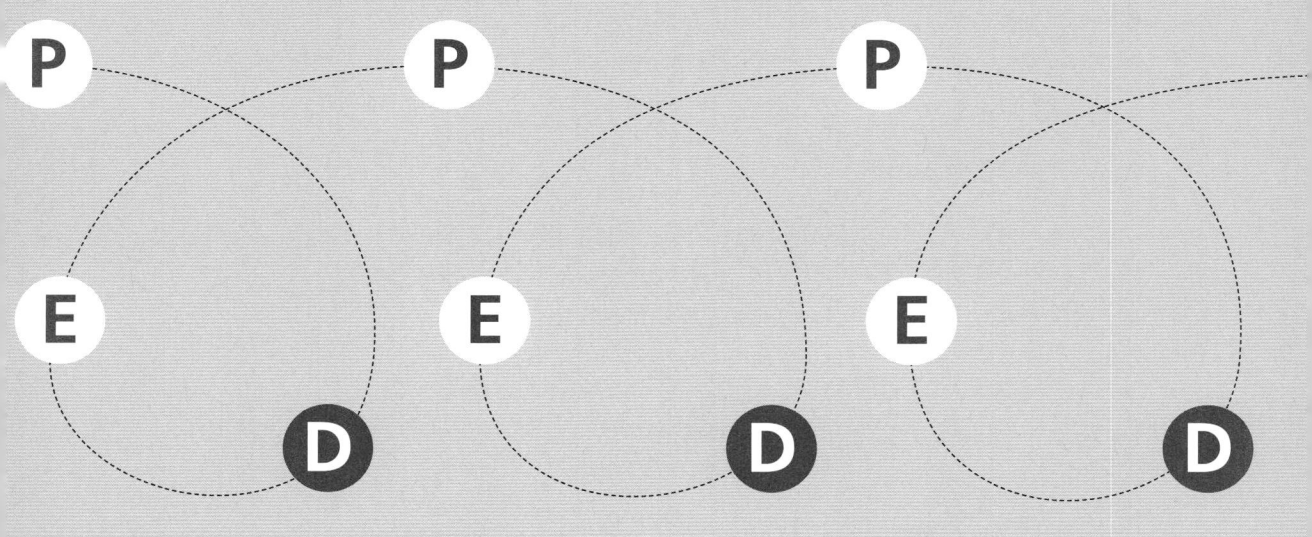

A 授業実施前の準備

1 講義・演習・実習の準備

　講義，演習，実習を実施する前には授業として指導案を作成し，教材・教具を準備する必要がある．具体例は第2章を参照してほしい（☞50頁）．ここではそれぞれの準備として配慮する点を述べる．

1-1　講義の準備

　授業の展開・実施の段階とは，これまで周到に計画してきた指導案にもとづき，実際に授業を学生に提供する段階である．看護援助と同様に，授業は，看護教員（以下，教員）と学生の相互作用が起こる現場であり，教員と学生がつくりあげるライブパフォーマンスであるともいえる．

　講義の場合，教員1人に対する学生数は多く，40人のこともあれば，100人を超えることもある．集団に対して一斉に説明するという特徴から，一度に大人数に対して知識を伝授できる長所もあるが，さまざまな準備状況にある学生を一定の目標まで到達させる難しさもある．同じシナリオで同学年の他集団相手に話しても，受講生の反応がよい場合とそうでない場合があることを経験した方も多いだろう．同じ集団でも，当該単元と他の単元では反応が違うこともよくある．おそらく，教員と学生が，学生にメッセージが届くような状況をつくれたか否かによると推察する．背景には，学習内容自体が学生の興味を引かなかった，教材がやる気を起こすものではなかったなどの原因があるかもしれない．また，学生の準備状況，教員の話し方，表情，視線，日ごろの学生−教員関係などの要因が，そのような状況をつくりあげるのかもしれない．

1-2　演習の準備

　演習の場合は，活動をとおして学ぶため，集団を動かすことが求められる．また，テーマを多角的に掘り下げることが求められるため，学習状況を瞬時に見極め，適切な介入を選び，学習を促進する難しさがある．

1-3 実習の準備

実習の場合は，偶発的な現象から教材化する難しさがある．例えば，患者とのコミュニケーションに戸惑っている学生に対し，それを直ちに取りあげるか，事後に時間をかけて取りあげるか，新たに課題を課すか，個別で取り組むか，グループで取り組むかなど，状況に合わせて対応を判断する力，すなわち臨床教育判断力[1]が求められる．

2　planの段階の準備

授業の準備はplan, do, evaluationの各段階にしたがって進めるとよい．ここでは授業実施のplanの段階のための準備について述べる．

2-1　学生のレディネスを把握する

学生のレディネスを発達的・学習的・態度的・社会的側面から，十分に把握しておく（☞39頁）．学生観を記述した内容を具体的に理解し，例えば，学生がどのような行動を示すか具体的にイメージしておく．

学生がつまずきやすい箇所を予測しておくことが必要である．予測と現実の一致率が高いほど，授業中に予定の変更を迫られる場面は減り，余裕をもって進めることができる．授業を展開した経験が学生の反応として予測できるバリエーションを豊かにするため，成功も失敗も経験し，経験値を増やしておくことが望ましい．また，日ごろから対象となる学生と接し，思考パターン，性格，陥りやすい傾向などの現状を肌で感じておくのも重要である．

学生はすぐに授業に集中できる状態ではないことも多い．授業の冒頭に前回の復習やアイスブレークを行いながら反応をみて，レディネスを確認するとよい．

以上のことを考慮して授業案を見直し，時間配分を確認しておくことが望ましい．

2-2　教材研究の成果を確認する

教材研究には教材解釈と教材作成の要素が含まれる．指導案作成までに教材研究（解釈）は十分に行っているはずであるが，教員自身が教材の理解，とらえ方を再度確認しておく必要がある．授業を展開する際には，教員が教材と向きあうことをとおして，看護観や授業観，文化観・自然観・人間観が問われることになる[2]．すなわち教材解釈は本質的には教員の学習であり，どの題材をとおして何を伝えるかを問い，答えを表明する過程である．教員にとっての意味，学生にとっての意味を探求することである[3]．

このように，授業にとって大切なのは教員の教材解釈のセンスであり，看護学で

扱う患者と看護師の相互作用そのものが教材になる．同じ状況であっても「これは教材になる」「ここで立ち止まらせよう」と判断できるか否かで授業の結果が左右される．教員は学生の反応を敏感に感じ取り，学習状況をアセスメントし，適切に対応するよう心がける必要がある．

　教員の頭の中で，扱う内容同士の関連性の見極め・構造化ができていれば，単元の中で力点を置くべき度合い，すなわち重要度が見極められる．これが時間配分や再調整の際の判断基準になる．内容の構成は，学習目標→概要→内容の順に掘り下げるように計画するとイメージしやすい．

　何に焦点を当てるのか（行動変容，情報処理や洞察，経験からの意味の構成など），ねらいに応じて教材の解釈を確認する．また，学生のレディネスにあった学習内容であるかも確認する．学習目標に合わせて，さらにA（注意），R（関連性），C（自信），S（満足感）のどこに焦点を当てて動機づけるかを考える．展開方法として，授業の中に短時間のグループワーク，ロールプレイ，体験学習を部分的に取り入れるなど具体的に工夫する．

2-3　教材・教具を作成し，使用するための準備をしておく

　「教材」とは学習目標を達成するために吟味し選択された具体的な教育内容・素材を意味し，「教具・教育機器」とは教材を伝えるための物的な道具のことをさす（☞76頁）．「教材・教具」といった場合には，授業で用いられる物的資料とそれを提示する道具のことをさす．

　当該講義における教員の言動を補足する教材・教具を作成する．既製品が使えることもあるが，目的に応じて自作することもあり，教員の創造性を発揮させる必要がある．どんなにすばらしい教材・教具であっても，単元の目的に合っていなければ期待した効果は望めない．使用するタイミングを考え，どの部分をどのように使うか吟味しながら準備する．また，視聴覚機材，その他の教材・教具の操作方法を熟知している必要もある．操作方法を知らないために，授業中に時間を浪費するのは望ましくない．通信情報機器やインターネットを介した教材にアクセスする場合は，目的とする教材に行き着くまでの手順を習得しておくことは必須といえる．

2-4　さまざまな教材・教具の特徴

　以下にさまざまな教材・教具とその特徴を示す．状況に応じて使い分けるとよい．

■ 教材
教科書
　教科書は体系的に構成された知識が記載されている．記載されている内容を教育内容として位置づける場合，教科書は教材とみなすことができる．広く同意の得ら

れる情報が掲載されている反面，速報性に欠ける．書面の制約により，多彩な具体例をすべて詳細に示すことはできないため，物事の概要を押さえるためには有効である．

新聞記事，参考図書，インターネット上の記事など

　医療関連記事の記載内容は事例として用いることができ，思考させるための問題提起の素地にもなる．新聞記事ならば，世界中で現在起こっている事実に触れることができる．図書は出版されるまでに時間を要するため，速報性は低いが，多くの分量を使って情報を伝えている．フィクションであっても，思考するためのきっかけを提供することができる．

事例

　患者の状態，経過が素材になる．紙上にて状況設定された事例を用いて学習する方法をペーパーペイシェントという．紙面で患者の情報を提示し，患者像をイメージさせるこの方法は，看護過程の演習に伝統的に用いられている．大量の文字・数値・イラストなどの情報を活用し，学生個々のペースに応じて調べ，考え，関連づけていき，知的な成果物をつくっていくことができるが，患者の細やかな反応や変化を描写することには限界があるため，紙面で示す他に，映像で情報を伝えることがある．課題に応じて，基本的情報，病態・援助・経過に関する情報などを選んで作成することができる．

　動画を用いると，患者の風貌が見えるだけでなく，言動が一目瞭然であり，一度に伝える情報量が多く，学習者のイメージ化が進む．ただし，1シーンの中で伝える情報量が多いため，期待しない情報までも伝わってしまい注意を奪われることもあるので，見せるシーンを吟味する必要がある．

経験談

　他者の経験であっても興味・関心を抱くことが多い．当事者参加型学習として，実際の患者や看護職の経験談を聞くこともある．学生たちは，先輩としての教員の臨床経験について目を輝かせて聞き入ることがしばしばある．先輩学生の臨床実習での出来事についても同様で，自身が臨床に出たときの様子と重ね合わせてイメージすることができるのだろう．事例と同様に臨場感を与える効果があるといえるが，顛末が明確であり，メッセージ性が強いため，選定には注意を要する．しかし，教科書では記述しきれない具体的な内容として，教員が語る意義があり，要所で経験談を紹介することが望ましい．

各種統計資料

　各省庁および関連団体から発行される各種統計情報は，全国的な傾向を把握するために有効である．「国民衛生の動向」に掲載されているような医療に関連した各種統計資料も教材となる．公表された統計情報は推移していくため，何に関するいつの時点の情報であるか明記して扱うことが重要である．

■ 教具・教育機器

レジ(ュ)メ resume

　講義の内容をまとめて書いたもの，すなわち要約のことである．本時の内容がイメージできるとともに，話し言葉では流れてしまうキーワードを視覚的に訴えることができるため，有用である．

　最近ではレジ(ュ)メだけではなく，説明用のスライドまで印刷して配付してほしいという希望がある．どこが重要なのかその場では読み取れない学生もいるため，あとで振り返るのに重宝されることがある．学生の学習状況を考慮して，配付については教員がその都度判断する．

配布資料としての印刷物

　レジ(ュ)メを補足する情報群のことを指す．日本史や世界史を学習する際に，教科書とセットになっていた歴史年表がこれにあたる．レジ(ュ)メと配付資料は言語表現と図式表現によって情報を伝える．伝えたい要点を効果的に配置し，該当する話題について最新のデータをそろえる．図表が複数ある場合は，通し番号を打つ．学生が元のデータに行き着けるように情報の出典を明らかにし，最後に文献リストを設ける．

静(止)画(スライド，OHP，OHC)

　スライド，OHP(オーバーヘッド・プロジェクタ)，OHC(オーバーヘッド・カメラ，書画カメラ)などを利用すれば，文字ばかりでなく写真を鮮明に映し出すことができる．1枚1枚が独立し，フレームとネガフィルムからなる正真正銘のスライドと，PCを介して映写(スライドショー)するものがある．

　OHPは1回作製すると修正はできず，内容を変更したい場合は別のスライドを作製しなければならない．OHCはPowerPoint®というソフトが一般的に用いられている．世界各国の学会で指定されているほど普及し，データをUSBメモリーなどで持ち運びできるためコンパクトに収納でき，映写直前まで自身のPCで修正が可能であり，便利である．それぞれを教室の機器に合わせて準備する．字が小さいと見えにくいため，1枚のスライドは8行程度の文字量に設定する．色を多用するとどこが強調点かわからなくなるため，強調点のみを色分けするとよい．したがって，白を背景にシンプルにつくると見やすい．

　OHPとOHCは資料自体を映写することもできる．OHPはA4サイズの透明シートに資料を転写して，映写機で映し出すもので，その場で書き込むこともできる．OHCは所定の透明シートを作製する必要がなく，文字，写真，書籍，実際の器械・器具など現物をそのまま投影できる．資料の特定の箇所をズームアップすることもできる．

動画（ビデオ・DVD・ブルーレイなど）・録音（音声）データ

　動画は録画された動く映像のことを指す．教材用に作製された動画からドキュメント番組の録画などコンテンツは多彩である．メディア機器の発達により，さまざまな形式の媒体がある．せっかく準備しても映せなかったり，見せられなくては意味がないため，教室の機器に合致した物を選択する．また，目的に合致した部分のみを選択して使用する．映写の際は，無駄な時間をとらないように頭出しをしておく．学生の集中力が持続する時間として，動画の視聴時間は15分以内が適切だといわれている．反応を見ながら視聴させたい．

　録音データは実際に起こった出来事の音声がそのまま記録されている．インタビューの内容や心音，呼吸音などの生体反応も含まれる．

　最近では，これらの教材・教具をインターネット上に配置することが増えてきた．これらICT(information and communication technology)教材は，環境が整っていれば自宅，外出先など世界中どこにいても，いつでも見ることができる．自己学習として活用させるなど利用範囲は広い．また，PC画面を映写してインターネットにアクセスし，実際にサイト内のコンテンツを活用する過程自体を見せることもある．学生が各自でタブレットを操作しながら手元で情報にアクセスすることも増えてきた．

掛図（ポスター，フリップなど）

　ポスターとは，大きめの紙または布に図表，写真，文章などを記載した掲示物を指す．フリップとは，テレビ番組などで，出演者が話題の内容を指し示しながら説明する際などによく見かける図表，写真，文章などを記載した板で，フリップボード，フリップカード，フリップパターンともいわれる．

実物

　実際の器械・器具，書籍，史料など展示できるもののことを指す．組織や臓器なども適切な加工を施したうえで標本として展示されることがある．

模型（モデル人形，シミュレータ）

　何かを模倣し具象化したもの．骨や内臓を模倣した人体模型，清拭や洗髪を学習する際に使う，人体の外見を模倣したモデル人形や，採血用の腕の模型，注射用の殿部模型など，学習したい内容に応じてその部分だけを模倣したものもある．

　最近では，形だけではなく，コンピュータ制御によって生体反応まで模倣するシミュレータがある．心音や呼吸音を聴くことができ，設定の切り替えによって異常パターンを表現することもできる．臨場感が出る教材・教具であり，学生の学習への動機づけを高めるのに有用であるが，1台がかなり高額であるため，経済状況が許す学校にしか配備できない．複数台を購入することは困難であり，学生数に対して十分行きわたらないことが課題である．

3 do の段階の準備──教育方法（学習方略）の向上をはかる

　実際に授業を展開する段階，すなわち do の段階のための準備について述べる．本来，授業設計（本時の計画）は，変更可能な程度に柔軟に立案するため，実際に授業を展開する際は，具体的な事柄に沿ってその場で臨機応変に対応する必要がある．講義，演習，実習のいずれもライブとして行われている授業だからこそ，限られた授業時間内において，その場その場で，教員と学生が置かれている状況を見極め，計画をどう実現していくか判断と行動力が求められるといえる．

　これは plan, do, evaluation の小さなサイクルを瞬時に回転させている，と言い換えることができる．plan は指導案にあげた計画である．do は計画どおりに実施することで，説明，発問，例示など予定の行動をとる．ここで学生の反応を evaluation, つまり評価し，理解できているか，興味・関心をもっているか，わからないことを表明できているか，異議を唱えようとしていないか，いいにくい雰囲気になっていないか，やる気があるかなどの視点で反応を読みとる．

　経験の浅い教員は余裕がなく，この evaluation が十分に行えない傾向にある．学生が理解できていないのに，計画どおりに次の話題に進んでしまうと，教室中に「わからない雰囲気」が蓄積していく．実習室や臨床においても同様のことが起こる．すると，教員は学生が反応してくれないことに不安になり，ますます焦ってしまい，学生の反応をみる余裕もなくなり，とにかく授業を進行するために突っ走るという悪循環に陥る．

　このような悪循環を断ち切り授業を成功させるためには，指導案にしたがって，具体的な状況を想定しながら，どこでどのような教育方法（学習方略）を使うか検討することが大切である．

　看護援助において原理・原則にしたがって基本的看護技術を応用して提供していくように，授業を展開する際も，科学的根拠（原則）に裏打ちされた教育方法を駆使する必要がある．看護教員は，教育について体系的に学習する機会が少ないため，不慣れな感覚を抱きがちである．大学や短期大学では，教員養成課程の受講を教員採用の必須条件としていない．また，大学院で教員養成を目的として経験することは限られており，ほとんどの教員が教育技法について十分に習得しないまま教壇に立つことになる．専門学校など看護学校の教員であっても，看護教員養成講習会を一度受講するだけであり，初等中等教育の教員のような，研究授業や授業参観の機会は少なく，継続的に教育技法を錬磨する機会は少ない．これは看護教育が抱える今後の課題ではないか．各学校養成所が積極的に研究授業を取り入れ，向上に努めることが望まれる．

　大人数に対して，言葉で説得するのであるから，まずは「十分な声量で」「明瞭な発音で」「アイコンタクトをしつつ」話すことが大前提である[4]．

4 evaluation の段階の準備
──反応をていねいにみて，反応しやすい雰囲気をつくり，そして待つ

　各回の授業後に行う評価，すなわち evaluation の段階の準備について述べる．次のことを踏まえて授業案を見直し，時間を配分しておくとよい．

　授業を実際に展開する際の重要な段階である．成功するためにはいかに学生を当事者として巻き込むかということが課題になる．そのためには，教員の独りよがりではなく，学生の状況を的確にとらえ，参加させるように導くことが望ましい．

　特に予測されるつまずきやすいポイントでは，注意を払って学生の反応を観察する．待つことが大事なのは周知のことであるが，なぜ黙っているのかわからずに待つだけでは効果がないこともある．その場合は黙っている理由を分析して手を差し伸べる必要がある．恥ずかしがって躊躇している場合は，勇気を出して発言できるように背中を押すような言葉を追加して待つ．何を問われているのか，発問の意図が理解できずに回答に困っている場合は，発問の意図を説明しなおし，そして待つ．いずれにしても，失敗を恐れる気持ちに打ち勝って，勇気をもって発言したのであるから，学生の発言の意図をくみ取り，勇気を称えると自信につながる．「指名してくれればいいのに」という意見を聞くこともあるので，意外と学生は発言したい，参加したいと思っているようである．発言するきっかけを提供することも効果的である．

5 evaluation を次の plan に反映させる
──能動的な学習活動（アクティブラーニング）を導く

　授業に関する plan-do-evaluation を一度なぞるだけではなく，evaluation を次の plan に反映させることで，はじめて PDE サイクルとなる．さらに能動的な学習活動になるように配慮することで，この PDE サイクルがダイナミックに循環しはじめる．

　例えば，指導目標の明確な習得型の科目では，待つだけではなく，つまずいている箇所に介入する必要がある．その瞬間に解決するか否かを見極めること，およびどのような介入をするのかが重要な判断といえる．もちろん，次回の講義まで考えさせて次回解決すればよいこともある．evaluation の結果を踏まえて，次回の指導案を修正していく．

　ここでは各回の授業の evaluation の結果を次の plan に反映させる際に配慮すべき点について述べる〔本項では，能動的な学習活動（アクティブラーニング）を導く前提について触れる．詳細については，☞102 頁参照〕．

5-1 看護学生は成人学習者である

看護学生は成人学習者であるため，経験による素朴な概念をもち合わせているはずである．まったくのゼロから学習することを期待するのではなく，学生がもっている素朴な概念を活かすことが望ましい．そのため，成人学習者として自発的学習を引き出し，支えるようにかかわる．

5-2 教えて考えさせる授業の実現を目指す

ゆとり教育が叫ばれた1990年代には，「自ら学び，自ら考える子どもを育てる」というスローガンの中で，知識は自ら考えることの妨げになるものであり，教えることを手控えるのがよい教育であるかのような誤解が生まれた．知識があってこそ人間はものを考えることができる．学習の過程とは，与えられた情報を理解して取り入れることと，それをもとに自ら推論したり発見したりしていくことの両方からなるというのは認知心理学を基盤とする教育学者の基本的な考えである[5]．まず知識が与えられて，それを理解し，さらにその先を自ら考えていくという過程の中で，後半のみが注目されてしまったようである．

看護教育界においても同様の風潮はある．成人学習者であるがためになおさらその傾向は強いかもしれない．しかし，発見学習の形式であっても，同時に考えるために必要な基本的な知識を習得する必要がある．また，やりっ放しではなく，基盤となる事項の確認や意味づけは必要であると考える．さもなければ学生はこれでよいのか無性に不安になる．今の若い人たちは，失敗を恐れる気質をもつがゆえに，なおさらその傾向が強い．自信をもって次に進むために，学生が1つひとつ納得することが求められる．

教員は教えることを恐れず，必要なことは積極的に伝えていく．手をこまねいて見ていても主体性を引き出せるわけではないことを強調したい．

5-3 学習の習得サイクルと探求サイクルを組み合わせる

学校教育において，予習-授業-復習を通じて既存の知識や技能を身につけるという「習得サイクルの学習」と，自らテーマに沿って問題を追求する「探求サイクルの学習」のバランスをとり，それらをいかに有機的にかかわらせていくかが重要である(**図3-1**)[6]．

習得サイクルの学習と探求サイクルの学習のどちらを先にするかは柔軟でよい．探求サイクルの学習においては，課題追求の過程で学習者に試行錯誤させながら教えていくような授業もあってよいし，探求サイクルの学習を行う過程で，あらためて基本の大切さを実感し，習得サイクルに戻ってくるという学びがあってもよい[7]．

その一例として反転授業(flip teaching または flipped classroom)がある．従来，学校で

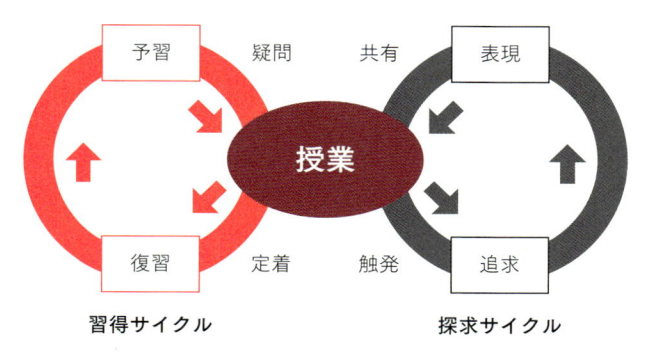

図 3-1　学習の習得サイクルと探求サイクル
〔市川伸一：教育の羅針盤1　「教えて考えさせる授業」を創る．p13，図書文化社，2008．より〕

行っていた授業の内容と，自宅で行う課題や宿題を逆にしたもので，2000年ごろから提唱され[8]，近年注目を集めている授業形態である．反転授業では，自宅で情報通信機器を活用した教材(講義のビデオなど)によって知識を習得し，学校では習得した知識の確認やそれらを用いたディスカッションを行ったり，課題に取り組んだりする．

　これまでも，授業の中で課題解決学習やグループ学習は実践されていたが，安価な情報通信機器の普及，情報通信技術を活用できる環境の整備によって，米国ではデジタル教材が普及し，反転授業が加速的に広まったとされる．

5-4　学習スキルを教える

　学生は看護基礎教育課程の講義，演習，実習といったいずれの授業においても，必ず自己学習が求められる．また，看護職として巣立ったあとも，日々自己学習の連続である．学生の能力には個人差があり，クラスの中には学習の仕方がわからないという学生も存在する．そこで，聴く，読む，調べる・整理する，まとめる・書く，表現する・伝える，考える，覚える，時間を管理するなどの学習スキルを身につけさせる機会を設けるとよい．例えば，講義の段階では「ノートの取り方」について助言することが望ましい．講義中に，重要な点を見極められないことがあるので，強調箇所を伝えることは，情報の重要性のメリハリをつける練習になる．

B 講義実施のポイントと注意点

いよいよ授業実施の段階である．準備してきたことを学生とともに実現する．本項ではオーソドックスな講義を取り上げる．アクティブラーニングについては後述する（☞102頁）．

1 教育技法の工夫

1-1 説明

説明は，教員が学生に内容をわかりやすく伝えることであり，講義で多く用いる技法である．例えば，学生が学習目標をしっかり認識できるように，学習内容の段階を追って概要から詳細に向けて説明する（**表3-1**）．また，学習内容を伝える際に，数値，事例，理論を用いて説明すると説得力が増す．教科書，資料，視聴覚教材，板書などを活用しながら説明することで，学生は説明を耳で聞きながら目で内容を確認できるため理解しやすくなる．教員の看護経験やエピソードを交えると説明が具体的になり，学生のイメージ化を助ける．複雑な内容を説明するときはゆっくりと説明し，学生が考える時間をつくると理解されやすくなる．

1-2 発問

教員は授業が活性化するような発問を行う必要がある．例えば，学生が答えやすい質問を投げかけ，学生の回答に対して，肯定的な応答を示す（**表3-2**）．このことで，学生は承認されたと感じ，発想を褒められることで自信がつく．また，教室を巡回しながら近くの学生をさりげなく指名すると，自然な流れで学生の意見を引き出すことができる．

1-3 指示

授業中に教員から学生に出す指示が明確でないと，学生はそのときに何をしたらよいかわからなくなり，活動の焦点がずれてしまうなど，目標にたどり着けなくなるおそれがある．教員が出す指示によって，学生は迷わずに学習活動に専念でき，学生の学習活動を方向づけることにつながる．行動してほしい内容，話し合ってほしい内容，目指すゴールなどを明確に示すことが望ましい（**表3-3**）．所要時間を告

表 3-1　説明の工夫の例

- これから○○の援助方法について説明します．援助方法は自立度に応じて，5つに大別されます．1つ目は……
- △△の患者に対して，状態をアセスメントすることが重要です．根拠をもって判断しましょう．例えば，□□の値が××以上を示すと，肥満であると判断できます．

表 3-2　発問の工夫の例

教員「入浴は体にどのような影響を与えるでしょうか？　例えばみなさんが入浴すると，体にどのような変化が起こりますか？」
学生「○○のような変化が起こります」
教員「おっ，それは重要な点を指摘してくれましたね．実は○○は，△△と関連があるといわれていて，△△を見ることは○○を推測することにつながるのです」

表 3-3　指示の工夫の例

- これから○○についてグループワークをしてください．まずは司会と書記を決めてください．10分間で話し合ってください．最後に手元の記録用紙に話し合った内容を記載してください．
- これから実際に血圧を測ってみましょう．2人1組になって，1人が看護師役，もう1人が患者役になってください．今回は座った姿勢のままで測ってください．測定が終わったら，看護師役，患者役を交代して測ってください．

げることも活動の規模を学生に自覚させ，活動の見通しを立てるために有効である．

1-4　質問

　質問とは，授業中に学生が学習内容について教員に問うことである．質問の内容によって，学生がどこまで理解できていて，どこでつまずいているかを知ることができる．また，質問を受けて，教員が説明を足すことにより，学生の理解が深まることもある．なにより質問があると，教員−学生間の授業の流れが一方通行ではなくなる．素朴な疑問が本質をとらえた鋭い質問となることもあるので，教員が説明を行ったあとに，わからないところや疑問に思うことはないかを学生に聞き，質問を促すとよい．また，質問内容に対して，「それは鋭い質問ですね」「いいところに気がつきましたね」ときちんと受け止め，誠実に対応することが大切である．

1-5　問答

　発問と回答が繰り返され，どんどん内容が深まって核心に近づいていけると，一方的なやりとりではないため，学生自身に回答をつかみ取ったという達成感を与えることができる．

また，内容に対して賛成，反対の2つの意見にグループを分け，所属したグループの立場で弁論し合うディベートという討議の方法もある．

1-6　板書

黒板に大きくゆっくり文字や数字を書くことである．色を多用するとみえにくいので，白を中心に用いる．教員が書いている時間は，学生に書き写す時間を与えることが望ましく，写し終わるのを確認してから次の話を始める配慮が必要である．また，ノートの取り方がわからない学生もいるため，そのような場合はノートのとり方の補足講義も取り入れるとよい．

1-7　机間巡視

席と席の間を歩いて回ることである．学生の近くに行く機会である．教室後方の学生の近くに行くことで，学生が授業に参加している感覚を高める機会となる．歩きながら発問を投げかけて，発言のきっかけをつくることができる．

1-8　指名

座席の列ごとに指名する，学籍番号を使って指名するなどさまざまな方法がある．指名は学生に発言のきっかけを与えることになる．わが国の学生が自ら挙手して発言することは少ないため，指名することで発言するという状況をつくるのである．目立ちたくない，人と違うことはしたくないと思う反面，発言したくてその機会を待っている場合もある．1人だけいい子になることを避けたがる現在の若者にとって，発言の機会が外部から与えられたものであり，自然な流れによるものだという状況のほうが負担にならないようである．

進化した黒板の登場

　文部科学省が推進する学びのイノベーション事業では，21世紀を生きる子どもたちに求められる力を育む教育のために，1人1台のタブレットPCや電子黒板，無線LANなどが整備された環境において，学習者用デジタル教科書・教材などを活用した教育の効果・影響の検証，指導方法の開発，モデルコンテンツの開発などを行う実証研究が行われてきた．
　ボードに書いた内容を電子化すなわちコンピュータに取り込むことができる電子黒板には，さらにインタラクティブな機能やネットワークを介する付加機能があり，「黒板」ではなく，「インタラクティブ・ボード」や「インタラクティブ・パネル」といった表現に変わりつつある．

1-9 バズセッション，シンク–ペア–シェア

　バズセッションとは，蜂の羽音（バズ buzz）のように賑やかなセッションである．また，① 1 人で考える，② その後，隣同士のペアで話し合う，③ いくつかのペアに話し合った内容を発表してもらい全体で話し合う，というシンク–ペア–シェア（think-pair & share）がある[9]．これは個人の意見を直接表明するのではなく，①②の段階を踏んで，あくまでも小集団の意見として表明するため，学生にとっては自分の責任を回避できるという意義がある．この他にも部分的に協同学習の技法を取り入れることで授業に躍動感をもたらすことができる．

2　さまざまな教材を用いるタイミングとコツ

　学習を生起させるための教材・教具は，目的に応じて用いるのが鉄則である．原理・原則を理解させるため，バリエーションを発想させるため，などねらった内容に注目させるように選択する．

　映像を使う場合は，見せる目的を明確にするべきである．何かに気づかせるように見せる場合も，何を発見してほしいのかを明確にしておかなければ焦点がぼやけてしまうので，課題を明確にしたうえでみせるようにする．映し出された画面を指し示すために，教員が学生に背を向けて話すことが多くなるため，時折，学生に視線を向ける必要がある．また，より映像を鮮明に映し出すために，薄暗い環境になり，手元の資料がみえにくく，ノートも取りにくく，眠くなりがちである．みやすいように資料を作成したり，映写時間を短縮したり，教室内の照明を部分的につけたりするなどの配慮が必要である．

3　休憩の持ち方

　原則として，時間割で決まった時間帯に所定の時間の休憩を挟む必要がある．しかし，授業中に集中力を欠いていると判断した場合には，予定の時間とタイミングが多少ずれても休憩を入れると，リフレッシュして集中しなおす機会にすることができる．ただし，他のクラスが授業中であることに配慮するよう注意を促す必要がある．

4 授業の理解度をモニタリングする

進行中の授業の理解度を確認するために情報収集を行う．

4-1 フィードバックシート（リフレクションシート，リアクションペーパー）

授業の最後に本時の感想や学んだことを記述してもらう．率直な意見と教員の評価をすり合わせることができ，不足している点は次回の授業で補足することができる．記名式と無記名式が可能であり，目的と内容に応じて設定する．記名式であれば，個別に対応することができる．また，個々の意見として，授業内で引用することもできる．これにより学生は自分の意見が採用された，教員に伝わっていると感じ，自尊心を高められる．

このフィードバックシートに教員が返事を書き，学生に返却し，再度学生が意見を述べるという，学生－教員間を行き来するシャトルカード方式もある（S-Tシャトルカード ☞159頁）．学生が「自分を見てくれている」と認識することで，承認されたと自覚する効果がある．また，自分の学びを振り返ることができ，成長を自覚できる．

4-2 小テスト（Quiz）

授業の開始時または終了時に，学習内容の理解度をみるために行う簡単なテストであり，形成的評価に位置づけられる．問われることで，重要箇所を意識することができる．前回の授業の理解度を確認してから本時の内容に入ることはレディネスを理解することになり，学生に聞く構えをつくらせる機会となる．自ら採点することで達成感も得られるようである．

4-3 総括的評価，成績づけのための評価

当該科目における学習活動の成果を評価する．学生がどこまで到達したかを評価することであり，評価結果は成績として示される．学習目標がどれだけ達成できたかを評価するため，学習目標が評価基準として用いられる（☞124, 125頁）．

4-4 授業評価

当該科目がすべて終了した際に，一連の授業に関する授業評価を行う（☞142頁）．成績づけのための総括評価とは異なる．主に，授業の運営が効果的だったかを評価し，次回の授業企画・運営の洗練につなげる．学生の満足度や学習態度，教員の教育実践，教材の適切性，授業の運営方法などの視点で評価する．学生による評価，教員による評価，教員同士の評価がある．

学生による評価では，率直な意見を収集することが目的である．学生の協力を強制してはいけない．また成績評価とは一切関係ないことを説明し，無記名で行うこ

表 3-4　ARCS の 4 要素にもとづく授業中の働きかけの例

動機づけの視点	学生の感じ方	具体的な働きかけ
注意（attention）	面白そうだな	・ユーモア, 驚き, 新奇性のある話題, 事例を用いる. ・時折, 雑談を交えて変化をもたせる.
関連性（relevance）	やりがいがありそうだな	・課題として取り組む活動の意義を説明する. ・明確なゴールを示す. ・具体例を示し, 親しみやすさをもたせる.
自信（confidence）	やればできそうだな	・学生の「疑問」「わかった」という感覚を重視する. ・学習者に選択肢を与え, 成功を勝ち取ったものにする.
満足感（satisfaction）	やってよかったな	・よいところ, できたところは口に出して承認する. ・適切な努力の結果であることを承認する.

とが望ましい．

　教員による評価では，教員の教育活動が学生の目標達成に向けて適切であったか自己評価する．学生の興味・関心を引き出せたか，内容の理解を助ける方法をとっていたかという点について，学生の反応を根拠にして評価する．不足な点や不適切な点があれば修正・補強し，次回の計画につなげる．

　教員同士による評価では，教員が他の教員の授業を聴講し，観察した教員の行動と学生の反応を根拠にして評価する．教員が学生の視点から授業を見ることにより，学生と教員の両方の立場から授業をとらえることができる．教員の誹謗中傷にならないよう，あらかじめ評価の視点を明確にして臨むとよい．

5　授業展開を生き生きしたものにする

　1 つの授業を計画された指導案どおりに淡々と進めるだけではなく，生き生きとしたかけがえのない時間にしたい．そのためには学生が主役になる必要がある．教員と学生の相互作用が活発になるよう，ARCS の 4 要素に配慮して展開するとよい（**表 3-4**）．

　これらに配慮して働きかけたら，学生の表情，全身の姿勢・動作から，反応（理解状況，関心）を読み取り，対応できるようさまざまな準備をしておく．また，臨機応変に進めながらも，延長はせず授業時間を守る．

6　ハラスメントしない

　教室は，多様な価値観や文化的背景，性別をもつ学生が多数集まる空間で，公的な場でありながら，特定の教員主導の密室である．学生個人に何らかの介入を行う際，教員が意図しないうちに苦痛を与える状況をつくってしまう危険がある．ここで関連するのは，セクシュアルハラスメントとアカデミックハラスメントであろう．

　セクシュアルハラスメントとは，自己の意思にもとづく社会的な関係，公的な場における関係のもと，その関係および地位を利用して行われる性的言動すなわち性的圧力のすべてである．行為者が意図したか否かにかかわらず，その言動により，当事者に対して不快感または不利益を与えた場合は，セクシュアルハラスメントとなる．

　アカデミックハラスメントとは，教育・研究の場において，教育・研究上の優越的な地位にある者が行う不適切な言動・指導・待遇のことである．それによって相手の勉学・研究意識や学習・研究環境を害することがある．不適切な行為がハラスメントにあたるか否かは，受けた本人の判断に委ねられる部分が多い．

　教員にその気がなくても起こりうるため，誰もが細心の注意を払い，授業中にハラスメントをしないように心がける必要がある．

7　教員の身だしなみ

　教壇に立つ教員は注目を集めるため，服装，装身具，髪形，化粧，ひげ，爪など身だしなみを振り返り，清楚かつ魅力的に見えるように心がける（演出する）．教員の口元に注意を集めるために，口紅を塗ったり，ブローチやネックレスをつけたりする工夫が効果を奏することもある．

　講義では，大人数に向かって話すため，教室のすみずみにまで声を行きわたらせる必要がある．教員の声の大きさ，話すスピード，間の取り方，ジェスチャーが，聴きやすくわかりやすいか気をつける．

よい授業を展開するためのヒント

　授業を実際に展開する段階では，エネルギーを注がなければならない点がいくつもある．以下に，よい授業を展開するためのヒントを示す．

- **教育哲学を高めよう**

　すぐれた技術はすぐれた思想の具体的表現といえる．よい授業を展開するためには，教員自身の教育理念，教育観に磨きをかけよう．教育の基盤として，行動主義，認知主義，構成主義など，どの視座に立って思考するのか，それに合った教育を展開しているか問い続けよう．

- **仕掛けづくりの名人になろう**

　授業は意図的に計画されているべきである．しかし学習するのは学生である．ねらった学習が起こるように，教材化に尽力しよう．学生が活発に学習活動するよう常に試み，仕掛けづくりの名人になろう．

- **巧みな教育技法を身につけよう**

　指導案は，授業というライブパフォーマンスの設計図である．授業を学生の動機づけを高める時間にするとともに，学生が学習を継続していく基盤になるよう，学生とともに授業をつくっていこう．教育技法は教員の思いを表現するパフォーマンスの手段である．看護技術を磨くように，教育技法も磨きつづけよう．

- **学生から引き出すプロになろう**

　すべての答えは学生の中にある．学生から回答を導き出すために，発問の技術が重要となる．その場で出会った状況が教材になることもある．教え込みではなく，学生が主体的に活発に学習活動をしつづけるように，巧みな返し，すなわち発問の技に磨きをかけておこう．

- **学生の成長を信じよう**

　学生は成長する存在であると信じ，学生が変化するのをじっくり待とう．成長のきっかけは人によってタイミングが異なる．信頼関係を基盤にした教授−学習過程を展開することを目指そう．のびのびと学習できるように環境を整え，学生の歩み（思考）に寄り添う伴走者になろう．

C 演習実施のポイントと注意点

1 学生の積極的な参加を促すポイント

　演習は，学生が実際に活動することから学ぶ形式であるため，学生の積極的な参加が必須であり，参加を促すように演習を組み立てることが望ましい．（本項では，オーソドックスな演習を取り上げる．アクティブラーニングについては，後述する☞102頁）．また，患者役，看護師役すなわちケアの受け手と送り手に分かれてケアを体験することがある．それぞれの立場に専念し，のちに各立場の体験を共有することにより，ケアを多角的に理解できるように展開されることが望ましい．
　学生を積極的に参加させるために次のことに留意して演習を組み立てるとよい．

1-1 導入

　演習が円滑にスタートできるように学習体制を整える時間である．教員によるアイスブレークをとおして，発言しやすい環境をつくり出す．本時の目標や活動内容を説明し，学生に積極的な参加を促すことが重要であり，学習内容への興味・関心を高め，動機づけるように働きかける．
　教員は，演習内容に応じて，活動しやすい服装，履き物，身だしなみにする．ユニフォームを着用して臨むことも多いため，ユニフォームを着たときの姿が学生の見本になるような髪型，化粧，香水，マニキュア，装身具，下着にし，ユニフォームの上から下着の線が見えないようにするなどの配慮もしながら身だしなみを整える．また，演習の途中で説明する場合は，雑音の中でも学生全員に伝わるよう，大きな声でゆっくりと話す．

1-2 デモンストレーション

　演習の中で，実技を演示することである．本時に扱う看護技術を演じることがよくあり，教員によるものと学生によるものがある．実際に動きを見せることによって，これから学習する内容をイメージしやすいようにする．デモンストレーションは，学生の学習状況に応じ，教員が最も効果的と思えるタイミングで見せるように計画する．

1-3　グループワーク

　学生が少人数のグループをつくり意見交換することで，相互に刺激し合い，助け合い，学び合いながら主体的に学習する方法である．グループ学習，少人数学習など，複数人で行う学習活動を総称して，グループワークと呼ぶことが多い．グループの人数は4〜6人が適当とされ，知識・技術・態度の学習のいずれにも用いられる．グループワークが効果的に行われれば，学習目標以上の学びを得ることもあり，その他に多様な価値観の受け入れ，内省力，共感性，責任感，協調性，人間関係調整力などが育まれる．したがって，グループワークの目的，すなわちグループの学習課題と時間制限を明確に指示する必要がある．

　このように効果のあるグループワークだが，教員が意図しない方向に進む場合もある．学生間の人間関係の不協和があると，学習効果が低下する．また，看護技術を体験する場合は，同時に実施できる人数が限られるため，実施者，患者，観察（評価）者といった役割分担を明確にし，余剰人員をなくすように注意する．すべてのグループ構成員が参加できる状況が望ましい．以下にさまざまなグループワークを示す．

■ ロールプレイ

　役割演技法とも呼ばれる．少人数で役を演じる者と観察者に分け，課題を決め，演者は模擬的な状況設定の中で役割を演じ，観察者は観察する．その後，それぞれの立場の者が感想をいい，意見交換をする．ロールプレイは，既習の知識の活用，人間関係の洞察力の育成，技術の訓練，行動化の評価，問題解決の方法に有効である．学生の興味・関心を引く方法であるが，新たな知識や技術の習得には適していない．

■ ペーパーペイシェント

　紙上で状況設定された事例を用いて学習する方法をいう．紙面で患者の情報を提示し，患者像をイメージさせるこの方法は，看護過程の演習に伝統的に用いられている．

■ 模擬患者

　実際の患者の特徴やふるまいを理解し，模擬的に患者役を演じる者のことをいう．コミュニケーションや診察技術を学ぶ場面で，決められたシナリオにもとづいて患者役を演じ，所定のロールプレイに参加する．その後，患者役として抱いた感想をフィードバックする．ペーパーペイシェントと異なり生身の人間が登場するので，教材・教具として最も臨場感を与えることができる．

学生や教員が模擬患者役を行う場合があるが，現実性に乏しく，学習効果が上がらない．そこで，実際の患者の特徴をとらえ，訓練を受けた者が模擬患者になる方法を導入している教育機関が増えた．模擬患者を用いた状況設定で行う技術演習では，学生の関心・緊張度合いは高く，現実性の高い人間関係技術，看護技術，判断，問題解決能力を習得することができる．なお，模擬患者はSPと呼ばれることがある．これは，simulated patientまたはstandardized patientの略であり，後者のほうがより訓練された標準的な模擬患者を意味する．

■ 当事者参加型学習

　疾病や障害を抱えた患者や家族を当事者といい，当事者を授業に招いて，自身の体験の語りから学習を進めることを当事者参加型学習という．グループワークを含め，講話形式で進められることが多い．当事者の実体験に触れることで，当事者への理解を促し，敬意を払うようになり，主体的学習姿勢を呼び起こすことができる．また，学習内容がイメージしやすくなるため，学習の早い時期に用いられることが多い．しかし，1人の当事者の体験をその疾病や障害をもつ人全般の体験として一般化しないように，個別の事例であることを注意喚起する必要がある．

1-4　看護技術演習

　看護技術を繰り返し練習する授業をいう．伝統的な方法では，看護技術に関する知識を講義で得て，教員によるデモンストレーションを見学し，その後，個人あるいは学生間で練習を行う．最終的に技術チェックを課して，技術習得度を確認する場合がある．

　個人で練習を行う場合は，教科書やビデオ教材を活用し，モデル人形を用いて行う．ただし，モデル人形では相互作用が期待できないため，ロールプレイとして学生間で患者役・看護師役を行うことが多い．今日では，現実性を高めるため，事例検討を組み合わせて行うことが多い（☞109頁）．

2　思考過程を導き，意味づけを促す

　活動をやりっ放しにしておくと，学生は体験したことの意味をつかみきれずに終わることがある．時機をみて学習目標，学習方法，実施場所，時間配分，教員の役割(ファシリテーター，評価者，傍観者など)についてオリエンテーションを行い，学生が主体的に進めることを促す．授業時間の前・中・後に学生が考えたり，振り返る時間をつくり，体験を意味づける，以下の機会を設けることが重要である．

2-1　試行錯誤，探索活動

初めから完全な成功を期待せず，学生たちが失敗を重ねながらも結果として成功を収めることを目指す．演習の際に，最初に教員が正解を提示するのではなく，学生が自分たちで手順を試行し，最終的に最適な方法を編み出すことで，学生自身に気づかせることが大事である．発問のテクニックが必要となる．

2-2　ワークシート

課題に取り組む際に，活動の前・中・後に書かせる用紙である．事前に課題を課し，記載させる場合もある．活動の要所で書かせることで，行動には理由が伴うことを意識させることができる．ワークシートの設問によっては思考の整理につながり，順序立てて思考させるためのしくみとなる．

2-3　相互評価

学生同士で相互に評価し合うこと．あるグループのデモンストレーションを他のグループが評価すること，ある学生の実技を他の学生が評価する方法などが考えられる．評価基準を意識することは，到達目標を意識することにつながるため，評価者にとっても意義がある．

2-4　事前学習・事後学習

事前学習は演習の構えをつくるという意味で重要である．授業の展開方法によっては，演習で用いる予備知識を把握しておくためにも必要である．

事後学習は，演習で体験したことを意味づけ定着させるために重要である．自分たちの行動について，なぜそうしたらうまくいったのか，どのようにしたらうまくいくのか，何を感じたかなどを振り返らせ，根拠を考えさせるレポートもその１つである．関連する知識を調べさせ，行動と結びつける課題でもよい．

2-5　教員による総括

演習は体験をとおして気づくことが多いが，多岐にわたる意見が抽出されたままで終わってしまうと気づきが定着しないことがある．演習の最後に，教員から総評を述べることで，学生は強調点と意味づけを確認することができる．また，不明点の解決の機会にもなり，積み残しを防ぐことができる．終了前に，次回に向けた課題を確認することにより，今後の学習を方向づけ，学習の積み重ねを円滑にする機会にもなる．

表 3-5　演習の工夫と注意点

- 学習目標，学習内容を明確にしておく．ただし，学生の創造的発言や行動を重視するようにし，目標達成にとらわれすぎないようにする．
- 模擬体験の教材づくりでは，現実性があること，興味・関心をひくものであること，単純からやや複雑なものへと段階をつけること，途中でヒントや方向づけがあることなどを心がけて構造化する．
- 学習内容の思考・行動に必要な時間を配分する．
- 視聴覚機器を効果的に用いてイメージ化をはかる．
- 複数の教員で担当する場合は，演習の運営方法や留意点を共通理解して進められるよう事前に十分打ち合わせておく．

3　演習の強みを活かす

講義と実習をつなぐ時間として強みを生かす

　演習は実習室で行われる場合がほとんどで，使用する器械・器具，取り組む演習項目は臨床に即した内容であることが多い．現場ではなく実習室で行う演習は，コントロール可能な環境下で行えるため，安全に試行錯誤できるという利点がある．ここでは学生に臨場感をもたせつつも，臨床に出る前の予行演習のような気持ちで安心して臨んでほしい．失敗しても振り返ることで，次の確かな成功に近づくことができるため，失敗してもよいことを伝えるとよい．

　また，演習は実際に活動することから学びを得る授業であるため，看護職としての社会化を促す場になり，実習に出る前に，言葉遣い，身だしなみ，立ち居振る舞いなど態度的・社会的準備を整える機会となる．

　演習全体を通した工夫と注意点を**表 3-5**に示す．

D 実習指導のポイントと注意点

1 各実習の位置づけの理解
――基礎・各論・統合実習の各段階における実習展開の視点

　臨床実習では，学生が患者に対して行う看護実践の過程のすべてが教材になる可能性がある．教員はその中から適切な場面を選んで，教材化する必要があるが，実習は関与する人物が多く，現象が偶発的であるため，教材化の難易度は高いといえる．とかく学生は，経験を言語化すること，考えていることを表出することが苦手のようである．教員には学生が言語化することの援助と，意味づけのための振り返りの交通整理が求められる．また，教材化と発問の能力が必要である．

　看護基礎教育課程では実習目的が異なるさまざまな臨床実習が設定されている．実習ごとの課題の難易度に差があるうえ，臨床実習において学生ごとに受け持つ対象も異なり，遭遇する出来事も千差万別であるため，教材が多種多様であるといえる．

　しかし，各実習は1つのカリキュラムの下に，系統立てて配置されているはずである．各実習の目標となるゴールとカリキュラム全体の中での位置づけは，明確にしておく必要がある．以下に例を示す．

1-1 実習目標の例

■ **専門分野Ⅰ（臨地実習：基礎看護学）**

　基礎的理論や基礎的技術を活かす．コミュニケーション，フィジカルアセスメントを強化する．看護師として倫理的な判断をするための基礎的能力を養う．

■ **専門分野Ⅱ**
　　（臨地実習：成人看護学，老年看護学，小児看護学，母性看護学，精神看護学）

　知識・技術を看護実践の場面に適用し，看護の理論と実践を結びつけて理解できる能力を養う．チームの一員としての役割を学ぶ．保健・医療・福祉との連携，協働をとおして，看護を実践する．

表 3-6　臨地実習での看護技術教育モデルの要素

<学習プロセスを進めるための準備状況を整える>要素
- 学生の学習準備状況の把握
- 学生の思考・行動の傾向の把握
- 過度な緊張からの解放
- やってはいけない事項の確認
- チームの一員としての受け入れ
- 患者に協力を依頼
- 学生の主体性の尊重
- 安全に実施するための段取り
- 実施時のイメージ化の促進

<変化する状況に合わせた学習プロセスを促進させる>要素
- 状況変化の予測と対応
- 看護師による手本の提示
- 適時なフィードバック

〔小山真理子，加納佳代子，他：臨地実習における効果的な技術教育のモデル開発と評価に関する研究，平成 20, 21, 22 年度科学研究費補助金基盤研究(c)研究成果報告書．p.18, 2011．より一部改変〕

■ 在宅看護学，統合分野（臨地実習：在宅看護学，統合実習）

訪問看護に加え，地域における多様な場に触れる．既習の専門分野の実習経験を踏まえ，複数受け持ち，一勤務帯を通した実習，夜間実習など，実務に即した実習を行う．

いずれの実習においても，実際には，現場で経験した現象について，既習の知識や理論と照らし合わせながら，あとから意味づけていくことになる．

2　実習を円滑にスタートさせるための準備

小山らによる「臨地実習での看護技術教育モデル」開発の研究では，学習プロセスを効果的に促進する方法として 12 の要素をあげている（**表 3-6**）[10]．これらを参考にして，実習指導の工夫をはかることが望ましい．これらの要素を踏まえながら説明する（以下，< >の内容は要素を示す）．

2-1　学生のレディネスを把握する

<学生の学習準備状況を把握する>とともに，<学生の思考・行動の傾向を把握する>．あらかじめ，実習をとおして取り組みたい自分の目標と課題，不安などを表明させて把握しておくとよい．

2-2　信頼できるグループづくり

実習は慣れない環境で長時間にわたって展開される学習活動であるため，学生は過度に緊張する傾向にある．そこで臨機応変な対応や調整能力を学ぶためには，<過度な緊張から解放し>，本来の学習活動が展開できるように環境を調整する必

要がある．例えば，教員を含め，学生グループ内でお互いに信頼できる関係をつくる．若者は他者からの評価を気にする傾向があるので，学生間でも弱みを見せ合えるほど信頼できるようになることが望ましい．教員とは相談できる関係にしておくとよい．

2-3　病棟オリエンテーション

　病棟実習へ順調に滑り出すための援助である．未知の環境での慣れない活動であり，学生は大きな不安を抱くことが予想されるため，臨床という学習の場に慣れさせることが病棟オリエンテーションの大きな役割である．そのため，1日の流れや自分の行動がイメージできるように情報提供する．＜やってはいけない事項を確認する＞ことにより，具体的に注意すべき行動を意識することができ，不安の軽減につながる．ここでいう病棟とは，すべての臨地実習の現場に適用できる．

2-4　医療チームの一員というスタンス・環境づくり

　臨床は学生の看護職としての社会化を促す場である．実習生という立場ではあるが，学生を病棟スタッフの一員として組織に組み込んでもらうとよい．これは労働力として組み入れるということではなく，患者に対して役割をもつ存在として，学生を＜医療チームの一員として受け入れてもらう＞ことを意味する．具体的には，患者に関する報告，情報共有，ケアへの参加などを示す．情報と役割の共有として，カンファレンスへの出席も含む．医療チームの一員として活動することで，学校では体験できない現実の中で学習することができる．その環境を整えるためには，臨床指導者と教員の信頼関係づくりが重要である．臨床側と学校側で打ち合わせを繰り返し，皆で育てるという価値観を共有しておくことが成功の鍵を握る．

　学生が受け持つ＜患者に協力を依頼＞し，同意を得ておくことも必要不可欠である．強制力が働かないように説明には注意を払い，実習期間中であっても中断できることを伝えておく．また，教員は，実習が患者にとって負担になっていないか常に様子を観察し，受け持ちの続行を判断する．場合によっては，受け持ち患者を交代するよう手配する．その都度，患者に協力を依頼し，同意を得る．

2-5　学生の主体性を尊重する工夫

　学生の主体性を引き出すためには＜学生の主体性を尊重＞し，学生自らが方向性を見出し，動き出すのを待つ姿勢が重要である．教員は答えを示すのではなく，学生が答えを探し出せるように方向性を示唆し，道筋を提案する．学生は特に自らの考えで行ったことが成功した場合や失敗を乗り越えて成功した場合に承認されると自信がつき，次のことに挑戦しようという気持ちになり，主体的に活動するようになる．この成功体験を積み重ねることにより，さらに主体性が身についていく．

2-6　円滑に看護技術の実施に至るための準備

　臨床では，制約が多く，過度に緊張する中で看護技術が提供される．円滑に実施段階に進めるよう準備が大切である．学生とともに＜安全に実施するための段取り＞を確認し，＜実施時のイメージ化の促進＞をはかっておく．特に失敗しやすい箇所を中心に，根拠とともに手順を確認する．練習で成功すると落ち着いて実施できるようになることもあるため，場合によっては予行演習を提案するとよい．

3　実習の効果的な指導方法

　実習中，教員は「変化する状況に合わせた学習プロセスを促進させる」ための要素を満たすように介入する．具体的には＜状況変化の予測と対応＞＜看護師による手本の提示＞＜適時のフィードバック＞である．学習プロセスを促進するために，教員は個人および集団に対して介入する必要がある．

3-1　個人的に介入する

■ **個別指導（面接）**

　学生はそれぞれ抱えている課題が異なるため，個別に介入することが望ましい場合がある．また，他の学生の前で恥をかかされ，面子をつぶされなくて済むという面もある．

■ **形成的評価（中間面接など）**

　形成的評価とは実習目標の到達度の中間評価である．臨床実習は，長時間にわたる教授-学習活動であるため，途中で行う評価が形成的評価となり，目標到達までの軌道修正に役立つ．教員は学生のその時点での学習状況を査定し，必要な学習内容を見極め，学生には学習状況の進捗を自覚させることができるため，教員と学生の両者にとって有意義な情報をもたらすといえる．中間面接から情報を得る場合もあるが，日々の学生の様子，質問への回答状況，記録物からも情報を得て，判断することができる．教員には学生の状況を診断的に見る姿勢が必要である．

■ **総括的評価（最終面接など）**

　総括的評価は実習終了時の最終的な目標到達度の評価であり，臨床実習の学習成果を判定する．総括的評価にもとづいて成績が判定される．実習中の記録物，レポート，質問紙調査から情報を得て判断する．

　総括的評価にあたるので，学生が納得しなければ次への成長に結びつかない．したがって，教員は学生自身が本実習での学びを意識化するともに，次の課題を明確

化するように援助する．例えば，学生が行った自己評価と教員が行った他者評価を照らし合わせ，理由を述べ合うことによって評価基準をすり合わせ，妥当な評価結果をもたらすことができる．

3-2　グループダイナミクスを活用する

■ **カンファレンス**

　日々のカンファレンス，ケースカンファレンス，最終カンファレンスなどがあり，目的に応じたカンファレンスを使いこなす．カンファレンスが，問い詰められる脅威の場ではなく，ヒントが得られる救いの場になるとよい．

　学生には自分が経験したことや自分の考えを論理的に説明することが求められる．カンファレンスでは1人では至らないところまで考えがおよび，発見が導かれることがあり，教員から助言されるよりも説得力があることが多い．率直に意見がいえ，素直に意見を受け入れられるように普段からダイナミクス（話しやすい雰囲気）をつくっておきたいものである．

■ **時間外におけるグループの交流**

　実習時間を終えても，記録の書き方やアセスメントなど課題に関して疑問が生じる．単独行動ではなく，グループメンバーが協力しやすい雰囲気をつくっておけば，相談し合い，励まし合い，解決に近づくことがある．常に実習生同士が仲間であると意識づける言葉をかけるとよい．

　SNS（social networking service）を利用した交流では，少ない言葉で表現するため，誤解を招きやすい．また，個人情報が流出する危険もある．具体的にどのような行為が情報漏洩にあたるのかを示し，情報の取り扱いについて繰り返し注意を喚起することが望ましい．

3-3　臨床現場の特徴を活かす

　教員と実習指導者の役割の違いを活用し，実習の効果を高めるとよい．教員は実習以前の学習状況も把握することが可能であり，臨床を離れて学内に戻っても介入できる強みをもっているため，継続的な介入いわば線となるかかわりが可能である．一方，実習指導者はケア提供の場をはじめ，患者とのやり取りの場に同席する中で指導を行う．その日，その瞬間における介入いわば点のかかわりが可能である．教員は学生に，実習指導者は患者に責任をもつといわれているので[11]情報交換を密にし，それぞれの強みを活かして相互に連携すれば，効果的な指導になる．

4　場面に応じた実習指導のポイント

4-1　実習への不安や緊張が強い場面

　未知のものに対して不安や緊張を抱くことは，人間として自然な防衛反応である．実習が終わるまで完全に取り去ることはできないかもしれないが，少しでも実習のイメージ化をはかり，必要以上の不安を取り除くことが望まれる．そのために，不安や緊張の原因を一緒に分析して対処方法を見出すのもよい．

4-2　患者やスタッフとの関係形成における不安や緊張が強い場面

　学生間の情報交換によって，過度な不安や緊張を抱くことが少なくない．教員が不安や緊張の原因を聞き，一緒に分析しながら，事実と異なる点を打ち消してやることも必要である．また，円滑に実習を進められるように，患者やスタッフから期待される行動について学生に説明し，準備するのもよい．例えば，元気にあいさつする，要点をまとめて報告する，タイミングを見計らって声をかけるなど，具体的な場面を想定して行動例を示すと，学生はイメージでき安心しやすい．

4-3　自己中心的な解釈しかできない場面

　学生は，対象の状態の理解が浅く相手の状況をくみ取ることができないまま，自分に都合よく解釈してしまったり，自分が立てた援助計画を遂行しようとすることがある．これは，相手の立場から考えることができないためである．自分の行動を振り返り，客観視させ，自分だったらどう思うかなど相手の立場を自分に置き換えて考える機会を繰り返しもたせることが必要だろう．自分がとった行為が相手にどのような影響を与え，どういう意味をもつのか考えさせることが重要である．

4-4　適切な自己表現ができない場面

　わからないことをわからないといえない学生がいる．その背景には，勉強の仕方がわかっていないことがよくある．何をどのように調べて，理解していけばよいか筋道がわからないのである．そのような場合，教員は学生の思考過程に寄り添い，どこでつまずいているかを見極めることから始め，具体的な指示をする，方向性の示唆にとどめるなど支援方法を使い分ける．

　また，自分がつまずいている箇所を認識しているが，助けを求められない学生もいる．その背景として，自分が置かれている状況を言葉で説明できない表現力の弱さがあるため，いくつか表現の例を示し，意思の表出を導くとよい．

　さらに，助けを求められない背景には，かっこ悪い自分をさらけだせない若者気質がある．教員や実習指導者は脅威を与えない存在であることを周知させ，発言

し，気持ちを表現しても大丈夫だと安心させることが重要である．少しでも表現できたときには，承認することを忘れてはならない．この積み重ねによって，学生の発言が徐々に増えてくるのを期待する．

　助けを求められない状況が続くと，投げやりになる，泣く，最後には現実逃避として遅刻・欠席が始まることがあるため，早期に予兆を察知し，対処する．

4-5　衝撃的な出来事に遭遇した場面

　実習では，予期せず急変や臨終の場面に遭遇し，学生が衝撃を受けることがある．このような場合は，その場の対処の仕方を指示する必要があるのに加え，衝撃を受けた学生に対するその後の配慮も大切である．まずは一緒に振り返り，感情を吐露させる．その際，うなずく，あいづちを打つ，アイコンタクトをとる，確認する，沈黙するなどコミュニケーションスキルを使って傾聴するとよい．

　例えば，患者の状態が急変した際にそばにいた学生が，自分は何もできなかった，足手まといだったのではないかと不安になることがある．そのような場合に，なぜそのような行動をとったのか学生の意見や考えを引き出し承認することで，その場では何もできなくても，その場にいることに意味があったのだと，学生は自分の存在が認められたと感じるようになる．そのように衝撃的な出来事に遭遇した経験が心理的な傷として残らないように，しっかりと振り返り，意味を見出しておくことが望ましい．また，必要に応じてカウンセラーに相談し，専門的なケアを受けることも検討する．

4-6　インシデントに遭遇した場面

　反省を促すのではなく，医療やケアを提供するシステムのどこに穴があったのかを分析する．そのような事態が二度と起こらないようにするにはどうすればよいか，教員，実習指導者それぞれの立場で考察する．学校によって，その過程を記載する所定の用紙や報告のしくみは異なるので，各校の規定に準じて対応する．

■ **いずれの場面でも大切なのは，学生に寄り添い励ましつづけること**

　臨床実習は慣れない環境の中，本物の患者に遭遇し，不安と緊張の強い状況下で行う学習である．学生を最後まで励ましつづけることが大切である．励ましとは，教員が学生とともに，一緒に欠点を克服していこうとする連帯の証なのである[12]．耳触りのよい言葉をいいつづけることではなく，失敗から次の成功まで立ち向かっていくための伴走者になることである．失敗を責めるのではなく，うまくいかなかった原因は何か，次はどうすればうまくいくのか，考える過程に寄り添うのである．対象である学生が必ずやり遂げられると信じ，支えるように言葉にするのである．

E アクティブラーニングの特徴と用い方のコツ

　2000年を迎えるころから中央教育審議会において，「教育の質の向上」と「主体的に考える力を育成する」という大学のあり方に関する課題が明確にされた．この課題は，生涯にわたって学びつづける力，主体的に考える力をもった人材を育成するためには，教員による一方向的な知識伝達型の講義形式では限界があり，学習者が能動的に学習する教授−学習法が望まれていることを示している．そこでアクティブラーニングが注目されるようになった．

　アクティブラーニングとは，学生自らの思考を促す能動的な学習方法のことをさす（図 3-2）[13]．活動の範囲，構造の自由度のどこに力点を置くかによってさまざまな方法が提案されており，学生参加型授業，協同学習，課題解決・探求学習，能動的学習，PBL（problem based learning），プロジェクト型学習，シミュレーション教育，ポートフォリオなどと呼ばれている．医歯薬，教育学，工学，一般教育・教養の分野で多く用いられており，看護学でも注目されはじめた．

　アクティブラーニングは課題探求型と課題解決型に大別される．課題探求型はいわゆるアウトプット型の学習で，自由テーマによって調べ，最後の結論は学生の学

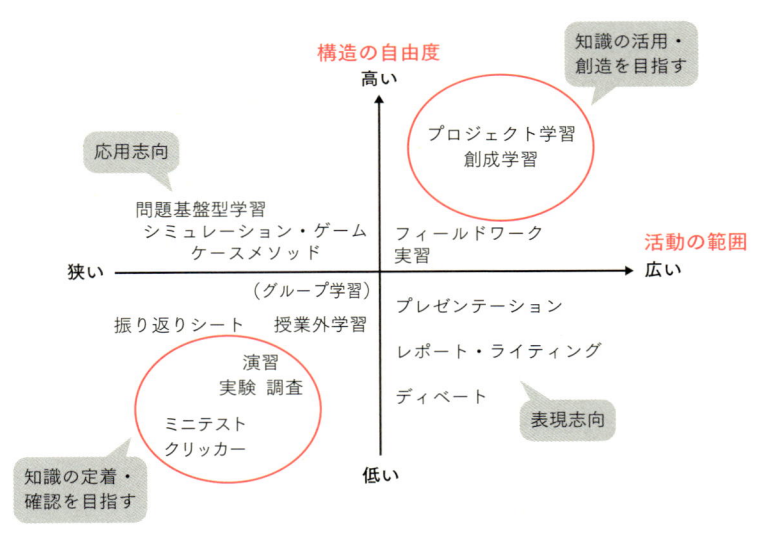

図 3-2　アクティブラーニングの多様な方法
〔山地弘起，川越明日香：国内大学におけるアクティブラーニングの組織的実践事例．p.68，長崎大学　大学教育機能開発センター紀要（第3号），2012．より〕

習内容に依存する．一方，課題解決型はPBL（☞106頁）に代表されるようないわゆるアウトカム型の学習で，受講生に課せられる課題のもと学習を展開させ，あらかじめ設定された学習内容に帰着することが求められている[14]．当該科目の学習目標に合わせて，学習形態を選び課題を設定することが望ましい．

本項では，さまざまな教育方法として，アクティブラーニングに焦点を当て，学生の参加度の高い授業方略について紹介する．

1 協同学習

協同学習とはグループ内で学生同士が学び合い，最大限の効果を生み出す学習方法である．小グループで行うイメージもあるが，必ずしもグループでなくても学生同士が協同の精神に沿って学び合い，助け合うという状況はつくりうるとされている[15]．

1-1 進め方

協同学習は，教授−学習ユニットとして以下の6つの段階によって構成される[15]．

段階1：内容の解説（導入）

本時の授業内容について短時間で簡潔に説明する．あらかじめ授業内容を切り分けておく．

段階2：課題の明示（方向づけ）

授業1回分の内容を説明したあとに，理解が進むような課題を与える．記憶をたどるのではなく，学生が考えるような課題が望ましい．

段階3：課題との対話（個人思考）

課題提示後，まずは1人で考えさせる．課題を受け止め，各自の意見が熟すのを待つ．

段階4：仲間との対話（集団思考）

ペアないし4人グループで話し合いをさせる．自分の意見との相違点を考えさせることで，新たな気づきを導くことがねらいである．

段階5：クラスとの対話（理解の共有）

各グループで話し合った内容を発表させ，クラス全体で共有する．当初は教員が意見の整理を行う．

段階6：まとめと展開（個人への定着）

最後に教員がクラス全体の対話をまとめ，次の展開につなげる．無理にまとめる必要はなく，時間を置くこともある．個人に定着すればよい．

表 3-7　教授–学習ユニットの各段階と教員の役割

段階	活動内容	学習上の意味	教師の役割
1	内容の解説	導入	簡潔に説明する．見とおしをもたせる．
2	課題の明示	方向づけ	考えさせる課題を与える．
3	課題との対話	個人思考	自分なりの意見をまとめさせる．
4	仲間との対話	集団思考	・各自が均等に話せるように調整する． ・各自の意見と他者の相違点を意識させる．
5	クラスとの対話	理解の共有	・発表後の意見交換の交通整理をする． ・グループ 対 教師，グループ 対 グループ
6	まとめと展開	個人への定着	・教員がまとめる． ・教員はまとめず学生の意見を活用する，時間を置く．

〔安永 悟：活動性を高める授業づくり―協同学習のすすめ．p. 76，医学書院，2012．より〕

1-2　留意点

　授業は教授–学習ユニット（6つの段階）を組み入れて対話中心の授業で構成する．時間配分を吟味して展開する．各段階における教員の役割を**表 3-7**に示す[16]．

1-3　協同学習の具体的な技法

　授業を構造化したあと，実際にラウンド–ロビン，シンク–ペア–シェア，ジグソー学習などの学び合いの技法を用いて展開される．

■ **ラウンド–ロビン**（round robin）

　教員による課題明示のあと，個人で考え，次にグループ内で順番に考えを述べる集団思考を経て，クラス全体で話し合い多様な意見に気づき，課題の理解を深める方法である．

■ **シンク–ペア–シェア**（think-pair & share）

　教員による課題明示のあと，個人で考え，次にグループではなくペアで順番に考えを述べ，最後にクラス全体で話し合う方法である．

■ **ジグソー学習**

　教材をグループの構成員分に分割しておき，個人で考え，次に専門家グループと称する各グループによる検討を行う．その後，各グループにおけるジグソーグループすなわち各教材の専門家が1人ずつ集まった集団による検討を進める方法である．
　さらに詳しく説明する（**図 3-3**）．

進行	手順	グループ編成
課題明示	**クラス全体に課題を与える** 目的，課題，手順，時間などを説明する．	A B C D E F G H I J K L M N O P 「今日の教材は1，2，3，4である」
個人思考	**1人で考える** 担当教材を自分なりに理解する．	A B C D E F G H I J K L M N O P
集団思考 （1回目）	**専門家グループで話し合う** ・担当教材を集団で理解する． ・担当教材に対する専門家になる．	[ABCD] 課題「教材1」　[EFGH] 課題「教材2」 [IJKL] 課題「教材3」　[MNOP] 課題「教材4」
集団思考 （2回目）	**ジグソーグループで話し合う** ・専門家が1人ずつ集まってジグソーグループになる． ・各専門家が1人ずつ担当教材について説明する． ・ジグソーチームで話し合って教材全体の理解を深める．	[AEIM] 課題「教材1234」　[BFJN] 課題「教材1234」 [CGKO] 課題「教材1234」　[DHLP] 課題「教材1234」

図 3-3 ジグソー学習

　まず全体(学生 A〜P)に対して課題(「1，2，3，4」)を提示する．短時間でよいので個人思考の時間をもつ．他者の意見に振り回されず意見交換できるように個人の頭の中を整理して備えるのである．その後，1回目の集団思考を行う．集団に分かれて意見交換をするが，集団ごとに異なる課題が与えられる．学生 ABCD は「教材1」について，学生 EFGH は「教材2」について，学生 IJKL は「教材3」について，学生 MNOP は「教材4」について話し合う．これにより，教材1〜4の専門家集団ができる．その後，2回目の集団思考を行う．このとき，各集団から1人ずつ出てきてジグソーパズルのようにピースが入り乱れた新たなグループ，すなわちジグソーグループをつくるところがポイントである．これによって各教材の専門家が一堂に会することになり，各自が責任感をもって意見交換することになる．思考する集団のサイズが刻々と変化するので，今はどの話題について話すべきであるか説明し，確認することが重要である．

　このように協同学習は，教員・学生双方にとって活動性が高い授業である．単なる教育技法ではなく教育理論ともいえる[15]．

2 PBL(problem based learning)

　問題基盤型学習と呼ばれ，テュートリアル(集団学習)と自己(個人)学習による学習方法である．臨床で出会う事例(臨床問題を抱える患者の記録類)を発端に，解決すべき問題すなわち学習課題を見つけ出し，その問題を手がかりに各自が学習を行う．その後，テュートリアルとして学習成果を発表し合い，当初の問題の解決に努める．解決しない場合は新たに達成すべき課題を見出し，同様の過程を踏む．このように複数回のテュートリアルと自己学習で構成される．

　自己学習は文献検索，現地視察，インタビュー，実験など多岐にわたり，あらゆるリソースに触れることが可能である．得られた情報を仲間にどのように伝えるか，プレゼンテーション方法や媒体も自ら考え準備する．

　PBLはテュートリアルとして討論しながら主体的に発見的に学ぶ方法である．教員はテュータとしてグループ内に存在するため，原則として教え込むことはせずファシリテートするのが特徴である．この過程をとおして，学習者には問題解決能力，コミュニケーション能力，プレゼンテーション能力が身につく．

2-1　進め方

　次の4つの段階を繰り返し進める(表3-8)[17]．事例との出会い，事例問題の理解，学習課題の設定と分担を集団で行う(段階1)，分担課題の探求を個人で行う(段階2)，分担課題について集団で教え合う(段階3)．当初の課題が解決するまで段階2と3を繰り返す．課題が解決した場合は次の事例に進む．最後に学習内容の確認，省察(段階4)を行う．

2-2　留意点

　PBLの成功にむけて，事例の洗練とテュータの質の向上に努めることが重要である．教員は，学生が興味を抱くように，また学習すべき内容が網羅できていることに留意して事例を準備する．ねらった学習活動が起こるように，学習内容を構造化したあとに，意図的に事例を作成するとよい．自己学習の時間とリソースを確保することも重要である．

　同時に複数のグループが情報にアクセスできるよう，同一のリソースを複数個用意し，貸し出し禁止の措置を講じるなど，配慮が必要である．

　PBLはグループ学習として進めるため，他者の意見に触れ視野が広がること，自分とは異なる意見を受け入れることを学び，対人関係のスキルが磨ける利点がある．一方，意見を交換するうちに，学生間で対人関係の問題が生じることがある．テュータは学生の様子に気を配り，これは学習であり，ある意味ゲームとしてとらえ，セッションが終了したあとは水に流すこと，意見交換であって人格批判ではな

表3-8 PBLにおける学習活動と教師のかかわり

段階	活動内容	学習上の意味	教師の役割
1	事例問題の理解 学習課題の設定と分担	集団学習	ファシリテータ (必要時,相談に乗る)
2*	分担課題の探求 プレゼン・報告の準備	個人学習	時間,リソースの確保 (必要時,相談にのる)
3*	分担課題について教え合う	集団学習	リーダー,コーチ,ファシリテータの使い分け
4	学習内容の確認,省察	学習の振り返り	ファシリテータ

＊当初の課題が解決するまで段階2と3を繰り返す.
〔安永 悟:活動性を高める授業づくり―協同学習のすすめ.p.102,医学書院,2012.より一部改変〕

いことを繰り返し説明し,納得させる必要がある.

　テュータによってグループ間の学習に格差が生じることもある.テュータの質を保証するために,学習内容の重みづけを決めてガイドラインを作成し共有しておく,事前にロールプレイをとおしてノウハウを習得してもらうなど,テュータに必要な資質を高めるためのテュータトレーニングを行うとよい.

PBLに関連する用語

ファシリテータ:促進者.正答を教えるのではなく,学生が自ら答えを見出すように促す役割を表している.
テュータ:学校で学生の学習助言や教員を補佐する人をさす.家庭教師や塾講師を含む.PBLにおいてはファシリテータの役割を果たす.
リーダー:集団を率いる者.集団を目標達成に導くために,場合に応じて方向性を示し,環境を調整し,やる気にさせ,模範を示すなどの役割を果たす.
コーチ:運動競技の技術などについて指導・助言する人.集団が目標を達成するように指導・助言する.

3　プロジェクト型学習

学生がチームを組み，自分たちで課題を設定して解決していく学習法である．
「プロジェクト」という言葉は，ある目的を果たすための「構想」や「計画全般」を指す．プロジェクトでは，1人ではなくチームで目的に向かうために「自分以外の存在」が不可欠であり，目的にいたるためのいくつかの「フェーズ(局面・段階)」を経るため，「一定の継続的な時間」を要する．基本的なフェーズとして，① 目標の設定，② 計画の立案，③ 情報収集・課題解決，④ 成果のまとめ，⑤ 報告がある．

プロジェクト型学習を学校の授業に導入する場合，総合的な学習，テーマ学習と呼ばれる自分で課題を追求する活動として扱われる．授業として成果をあげるためには，次の視点について検討が必要となる．

① 「テーマ」の設定

教科書がない「プロジェクト学習」では，プロジェクトとして取り組むテーマを自分で考え，設定しなければならない．目的から始まり，学生が一定時間をかけて目標を達成できるような題材である必要がある．そのプロセスで，いかに学生が，授業のねらいとする能力を向上させ，成長していくかが重要であり，テーマの選定をいかに支援するかで教員のセンスが問われる．

② 「プロジェクトリーダー」の選定

リーダーは，学生によって構成されるプロジェクトチームのメンバーから選定する．フェーズごとの判断や方向を決めていく大切な役割を担う．また，どの段階で，どのような資源を活用するか，という方略を導く役割もある．

③ 「フェーズ(局面，段階)」の想定

教員には，先を見とおす能力が求められる．例えば，課題を解決するために，「どんな調べ学習が必要か」「それは，どう調べればよいか」「実際に現場に行ってみるべきか」「専門家に会って話しを聞くべきか」「そのために誰がどのようにアポイントをとるか」「それをどう集計するか」など，全体を見とおし，起こりうる局面と段階をイメージし，事前に対応策を講じ，できるだけ円滑にプロジェクトが進行するようにする．

④ 「成果(作品)」の想定

各フェーズを経てゴールに達した際は，「最終成果(作品)」を報告する必要がある．例えば「インターネット上に公開する」「レポートにまとめる」「課題の関係各所(コミュニティーや専門家)に対してプレゼンテーションする」などが想定される．

3-1　進め方

目標はビジョン・ゴールとも呼ばれ，目標設定はプロジェクトの行き着く先を明示する．計画立案では，目標を達成するための戦略を練り，必要な情報や作業を割

り出し，時間を配分し，計画として示す．次に計画に沿って情報収集し，分析解釈の末に課題解決策を見出す．効果的に文章や図表を使用し，考え出したものを報告するための資料を作成する．そして，実際に提案したい対象や関係各所に報告し，意見交換によってプロジェクトの評価につなげる．

3-2　留意点

基本フェーズとそのシーンにふさわしいコーチングとともに効果を発揮する[18]．教員は学生が自ら困難に立ち向かっていけるようにコーチングするとよい．また，ポートフォリオは目標へ向かう軌跡を一元化するものである[18]．教員は学生がポートフォリオを振り返り自分が置かれた状況を俯瞰できるように促すとよい．

4　シミュレーション教育

シミュレーション教育とは，実際の臨床場面を擬似的に再現し，その状況下での経験を通して学習することである．シミュレーションにもとづいた方法には，状況設定，ロールプレイ，ペーパーシミュレーション，模擬患者，ゲーム，体験学習，CAI(computer-assisted instruction)などがある．医療分野におけるシミュレーション教育は，1999年に全米で，医療安全や患者の権利や倫理に関する問題提起を受け，医療や医療者のあり方や教育の見直しが始まったことに由来し，2000年以降に開始された．その結果，現場の患者に医療を実施する前に十分なシミュレーションを行い，体得した技術を知識に照らして振り返り技術を磨く，という新たな技術習得の流れが定番となった．この動きを受けて，技術教育は①見て，②シミュレーションで体験して，③振り返って，④臨床で実践してみて，⑤振り返って，⑥教えてみるという6ステップになった[19]．①〜③は臨床実習前に行うことができ，シミュレーション教育によって質の高い技術を安全に習得できるようになっている．

実際には，シミュレーション教育はトレーニング(学習)と評価の目的で用いられる．前者は，実習前に体験の機会を与えることなどをさし，臨床への導入として効果があると考える．シミュレーション教育には臨場感があるため能動的な学習活動の機会を提供できる．後者は，看護技術の習得度評価，OSCE(objective structured clinical examination：客観的臨床能力試験)などをさす．

4-1　進め方

シミュレーション教育を導入する際は，学習内容の過不足を避け，順序性を考慮して学習を積み上げていくために，カリキュラムから見直すことが望ましい．実際のシミュレーション教育は，①事前学習，②ブリーフィング(導入)セッション，③シミュレーションセッション，④デブリーフィングセッション，⑤評価・まと

めセッションの一連の流れで展開される．

　シミュレーション教育を導入する際は，まず，シナリオを作成する．シナリオとは，単なる脚本やあらすじとは異なり，効果的なシミュレーション学習をねらって指導者が設計する，体系化された計画のことである[20]．

　シナリオは ① 学生の選定，② 学習目標の設定，③ シミュレーションと事前学習の内容の決定，④ 教材と学習環境の決定，⑤ ブリーフィング，シミュレーション中の指導者の役割と支援方法の決定，⑥ デブリーフィングセッションの内容と支援方法の決定，⑦ 評価方法の決定，⑧ シナリオのテストラン試行の8つの過程を経て作成される．以下に詳しく説明する．

　他の教育方法と同様に，実際にシミュレーション教育を展開する際は事前に学生を選定し，レディネスを分析する．続いて，学習目標を設定する．知識・技術・態度の側面を含んでいるか，学生にとって興味深いか，達成できそうかという点を考慮する．シナリオのアウトラインを決めたら，シミュレーションセッションを成功させるために事前に入れておいたほうがよい内容を決める．次に教材と学習環境を決定する．教材は臨場感が重要であり，本物らしさが決め手となる．

　シミュレーションセッションの前後に導入と振り返りの機会を設ける．特にシミュレーションセッションのあとのデブリーフィングは単なる振り返りの時間ではない．体験を意味づけて知識へ変容させるために不可欠な過程である．デブリーフィングは，個別ではなく学習者集団で行うことが多い．この段階では，実際に学生とのかかわりが生じるため，事前に教員の役割と支援方法を決めておく．シミュレーション中の支援として，学生が必要以上に緊張し動揺しないように，精神的な援助を心がける．最後に，学習段階に応じて評価方法を決めておく．テストランには次の2段階がある．教師陣を学生に見立てて試すテストと実際の学生に近い人を学生に見立てて試すテストである．作成したシナリオで思いどおりの学習が起こらない場合は再検討する．

4-2　留意点

　状況設定は，ある複雑な実際の事象のうち本質的な要素のみを抽出・単純化して設定するものであり，その中で学生は擬似体験する．シミュレーションは，新たな知識の習得というより，技術・態度の習得，あるいは既習の知識・技術・態度を総動員して行動化することに有効である．

　実際のシミュレーションが始まったら，学生の置かれている状況を瞬時に判断すること，すなわち教材化する能力が問われる．ともに考え，時に指導し，考えを導き出す教育技法が必要である．

　また，シミュレーションセッション終了時に行うデブリーフィングでは，実施者の行動の深層にある思考過程，感情などを分析できるように，教員は学生に発問し

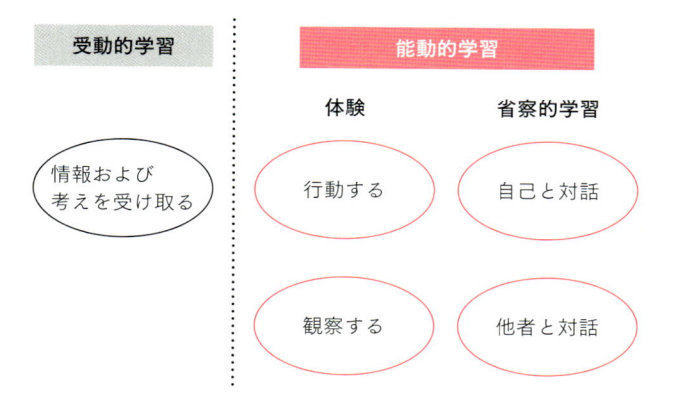

図 3-4　能動的学習モデル
〔土持ゲーリー法一：ラーニングポートフォリオ―学習改善の秘訣．p. 41，東信堂，2009．より一部改変〕

て，学生間の意見交換を促すとよい．

　なお，シミュレーションはあくまでも擬似的な状況の再生であるため，失敗することが許され，繰り返し学習することができる．一方，生身の人間の反応を再現できないという限界もある．また，シミュレーションに成功すること自体が目的になってしまう場合がある．教員はこれらの限界を認識し，対応する必要がある．

5　ポートフォリオ

　ポートフォリオは紙ばさみという語源が示すように，学習過程や学習成果に関する資料や情報を収集することであり，ロンドン大学のクラーク（Clark S）らによって考案された．ポートフォリオによって学習の軌跡を目にみえる形で保存できるため，1980年代末期の欧米では，教育評価の目的で広まった．人と比べず，個人の個性的な発達を支援することができるという点で，わが国の初等教育における総合学習にも使われるようになった．現在では看護継続教育においても注目されている．なかでも学習ポートフォリオ（学習実践記録）は，成果物を集めるだけではなく，どのような学習実践がされたのかと学生自身の省察が問われる．つまり，資料を集め，整理することを通して，どのような学びがあったか学生自身が振り返る機会となることを意味する．ポートフォリオは省察，証拠資料の蓄積，共同作業の3つの要素からなる[21]．**図 3-4**[22]が示すように，体験と省察的学習がそろってこそ能動的な学習を促進することができる．ポートフォリオは自身の能動的学習には最適である．

　ポートフォリオ作成は特定の活動における成果や資料を収集する活動であるため，講義，演習，実習，課外活動，生涯学習などあらゆる目的の取り組みに適用することが可能である．

現在では，情報通信機器を活用することで，デジタル世代の若者にとってアクセスしやすく，大量な情報，かつ多様な素材をコンパクトに保管できる．情報をクラウド上に保管することで，容量を気にせず，紛失の心配なく，いつでもどこからでもアクセスできるようになり，ポートフォリオの可能性が広がっている．

5-1　進め方

　ある科目の授業を入口として，学習内容とラーニングポートフォリオ作成を到達目標として提示する．教室内で所定の授業を展開し，自己学習を課す．授業の最後に，学習過程を振り返り，学習実践記録をまとめるように課題を与える．省察と証拠書類の蓄積と共同作業（グループ活動）が起こるように課題を設定する．ポートフォリオを通して，省察，統合，社会的な学習へと発展することが望ましい．振り返ることから，数々の知識をまとめあげ，専門家としてのアイデンティティの獲得につながる．

5-2　留意点

　ポートフォリオは，ただ単に資料を保管すること自体が目的ではない．学習が起こってこそ意味がある．効果的に支援するためには，学習成果の測定によって可視化し，学習成果をもたらした学習過程を確認することから始める．

　ポートフォリオの課題とともに学習成果を測定するための採点指針を添えて提示するとよい．採点指針には学習成果のレベルの規準(criteria)と習熟レベルを示す記述語(descriptors)が示されているため，学生自身が目標として意識することにも役に立つ．評価の採点表として利用すれば，何がどこまでできていたのか，何が不足していたのか評価内容を客観的に把握することができ，学生自身が学習の改善につなげることができる(☞138頁)．

6　情報通信機器を活用した方法

　アクティブラーニングを加速させる要因として，情報通信機器の発達・普及が重要な位置を占める．1997年の大学設置基準の改正により，遠隔授業（同時双方向のテレビ会議方式の，遠隔地を結んで行う授業形態のこと）が追加された．さらに2001年の大学通信教育設置基準の改正を受けて，インターネットやテレビ会議方式などの遠隔授業を利用した授業による学士課程124単位のすべてを正式に認定することが認められた．総務省も「情報通信技術の発展が教育現場にも普及し，PCやネットワークを活用した新たな学習形態を生み出すなど，さまざまな変化をもたらしている．また，学校教育のみにとどまらず，幅広い年代，地域の人々に生涯学習の機会を提供することにも大きな役割を果たしている」[23)]と期待をみせている．このように現代

社会において，情報通信機器が学習方法に変化をもたらす可能性がうかがえる．

情報通信機器は，従来の教授法とは異なり，場所や時間を超越した新たな学習の場を提供することができる．教育現場に積極的に活用することは，アクティブラーニングをさらに発展・加速させるための有効な手段であると期待できる．

しかし，看護教育の現場では，これらを利用した授業方法が十分に展開されているとはいいがたい．設備や予算面による制約もあるだろうが，多くの教員から新たな技術に対する不安が聞かれたという報告もある[24]．看護教育において普及させるためには，インターネット接続，PC・タブレットなどの確保といった情報通信機器を自由に使いこなせる物理的な学習環境の整備が不可欠である．また新たなシステムを使いこなすまで，操作方法を支援する人的環境の整備も必要である．

6-1 e-learning

e-learning とは，情報通信機器を介して行われる学習形態である．同期型，非同期型，組み合わせ型に分けられる．

同期型は，テレビ会議システムやテレビ電話アプリケーションを使って，管理者と学習者の間で同時に同じ情報を共有して，意見交換する方法で，管理者と学習者の情報へのアクセスが同期している．非同期型は，管理者と学習者が同時に同じ場所にいない状況で進める学習方法で，管理者と学習者の情報へのアクセスが同期していない．学習者はいつでもどこでも情報にアクセスして学習することができ，管理者は学習の進捗状況，理解度，受講履歴などを把握することができる．組み合わせ型は，同期型と非同期型を組み合わせて行う方法である．同期型としてテレビ会議システムを使って実施した講義の様子を録画しておき，非同期型として学習者は事後いつでも何度でも見直して復習できる方法などをいう．

したがって，教育方法としては従来の学校で行う学習と e-learning とに大別されるが，さらに e-learning と学校で行う集合教育を組み合わせる方法もある．これをブレンディング，ブレンディッド学習という．ブレンディングにも，e-learning を事前学習として使い集合教育と組み合わせるもの，e-learning を事後学習として使い集合教育と組み合わせるもの，さらに集合教育の一部を e-learning に置き換えるものなどがある．

6-2 ゲーミフィケーション──情報通信機器の活用により発展する教育方法

ゲーミフィケーションとは，プレイヤーをわくわくさせるゲームのノウハウをゲーム以外の領域に使うことである．① ゴールが明確である，② 継続が必要とされる，③ 競争要素などのゲームメカニズムが働きやすいといった理由から，教育・学習分野に適応する例が増えている．

先に述べた授業中に行う小テスト(Quiz)もその1つである(☞86頁)．当該授業で

習得すべき知識について，多肢選択や括弧内を埋める形で回答を求める．知らず知らずのうちに集中し，ついつい続けてやってしまうことをねらっている．このゲームの要素を学習に取り入れることにより，やる気と継続性を提供できるとされている．

　学生が積極的に参加し，ゲーム感覚で学習が進むように，教員自身がわくわくしながら教材開発するとよい．しかし，ゲームはルールによって成立するものなので，教員ははじめにルールをしっかり説明すること，途中でルールが遵守され運営されているか確認すること，学生が適正にゲームを成し遂げた場合には承認することが大切である．

　最近ではネットワークを利用してゲームが提供されることもある．オンライン対戦やランキングを導入し，競争するなどして，学生の継続的な意欲を高めることができると報告されている[25]．学生自身がSNSなどネットワークを通じたオンラインコミュニケーションに精通するようになっており，今後の看護教育においても，事前学習としてレディネスを確認するために小テストを課す，事後学習として理解度を確認するためにテストを課すなど，e-learningの一環として，ネットワークを介したゲーミフィケーションの教材が増えてくるかもしれない．

　情報通信機器の普及に伴い，情報の入手や発信が容易になってきた．情報のやりとりが気軽になったために，危険なサイトへのアクセス，著作権を侵した複製，個人情報の流出などの課題がみえてきた．教育方法として情報通信機器を使う場合は，学生に安全に使うための注意事項(個人情報の保護の重要性と方法，著作権の遵守など)を指導する必要がある．

引用文献

1) 安酸史子：教育的ケアリングモデル・経験型実習教育．グレッグ美鈴，池西悦子（編）：看護学テキストNiCE　看護教育学―看護を学ぶ自分と向きあう．p. 186，南江堂，2009．
2) 目黒　悟：看護教育を創る授業デザイン―教えることの基本となるもの．p. 64，メヂカルフレンド社，2011．
3) 藤岡完治：看護教員のための授業設計ワークブック．p. 88，医学書院，1994．
4) 佐藤浩章（編）：高等教育シリーズ　大学教員のための授業方法とデザイン．p. 29，玉川大学出版部，2010．
5) 市川伸一（編）：教育の羅針盤Ⅰ　「教えて考えさせる授業」を創る―基礎基本の定着・深化・活用を促す「習得型」授業設計．p. 10，図書文化社，2008．
6) 前掲5）p13．
7) 前掲5）pp. 12-13．
8) Lage MJ, Platt GJ, et al：Inverting the classroom：A gateway to creating an inclusive learning environment. J Econ Educ 31（1）：30-43，2000．
9) 佐藤浩章（編）：高等教育シリーズ―大学教員のための授業方法とデザイン．p. 30，玉川大学出版部，2010．
10) 小山真理子，加納佳代子，他：臨地実習における効果的な技術教育のモデル開発と評価に関する研究．平成20，21，22年度科学研究費補助金基盤研究（c）研究成果報告書．p.18，2011．
11) 松木光子（監修）：看護学臨地実習ハンドブック（改訂4版）―基本的な考え方とすすめ方．p. 15，金芳堂，2010．
12) 向山洋一：教育新書1　授業の腕をあげる法則．p. 69，明治図書出版，1985．
13) 山地弘起，川越明日香：国内大学におけるアクティブラーニングの組織的実践事例．p. 68，長崎大学大学教育機能開発センター紀要（第3号），2012．
14) 溝上慎一：アクティブ・ラーニング導入の実践的課題．名古屋高等教育研究7：269-287，2007．
15) 安永　悟：活動性を高める授業づくり―協同学習のすすめ．p. 68，医学書院，2012．
16) 前掲15）p. 76．
17) 前掲15）p. 102．
18) 鈴木敏恵：プロジェクト学習の基本と手法―課題解決力と論理的思考力が身につく．p. 15，教育出版，2012．
19) 阿部幸恵：医療者を取り巻く環境の変化．阿部幸恵（編）：臨床実践力を育てる！―看護のためのシミュレーション教育．p. 3，医学書院，2013．
20) 阿部幸恵：シナリオの作成．阿部幸恵（編）：臨床実践力を育てる！―看護のためのシミュレーション教育．p. 86，医学書院，2013．
21) 土持ゲーリー法一：ポートフォリオが日本の大学を変える―ティーチング／ラーニング／アカデミック・ポートフォリオの活用．p. 68，東信堂，2011．
22) 土持ゲーリー法一：ラーニングポートフォリオ―学習改善の秘訣．p. 41，東信堂，2009．
23) 総務省郵政事業庁（旧郵政省）：平成10年通信に関する現状報告　第1章デジタルネットワーク社会の幕開け　第2節生活と通信．
http://www.soumu.go.jp/main_sosiki/joho_tsusin/policyreports/japanese/papers/98wp1-2-6.html（2015年10月23日アクセス）
24) 佐藤亜紀，松岡智恵子：対面講義を充実させるためのeラーニング．看護教育55（2）：110-115，2014．
25) 砂山　渡，渥美　峻，他：オンライン対戦型クイズシステムによる学習支援環境．知能と情報26（2）：637-646，2014．

第4章

授業の評価

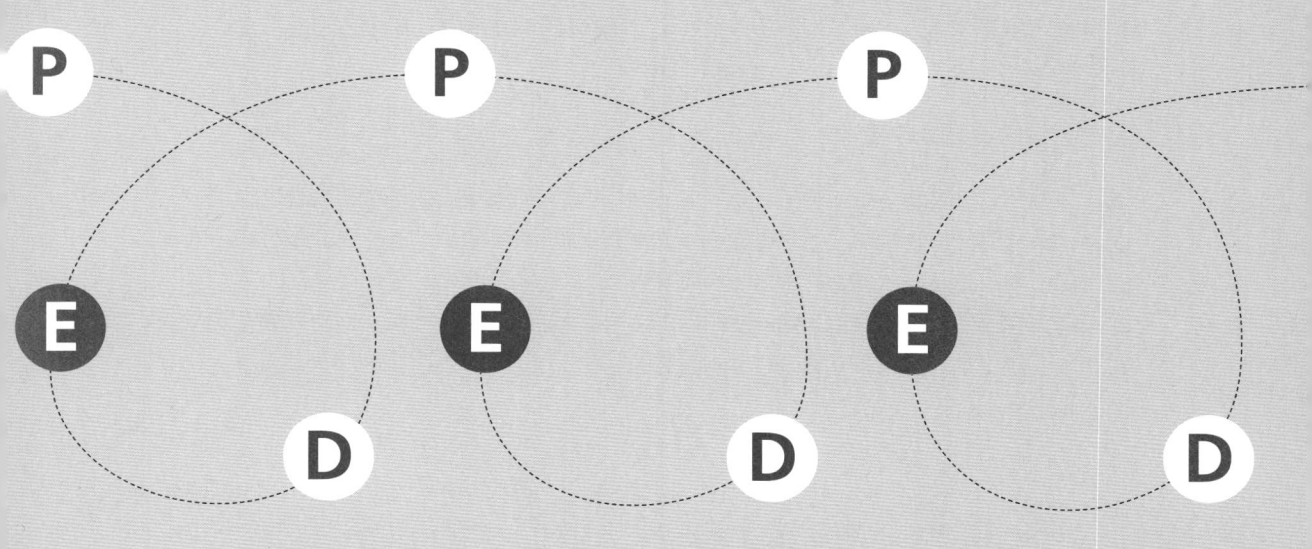

A 教育評価の概要

　授業を計画して実施した次は評価（E：evaluation）を行う．授業の評価とは，計画して実施した授業について，その過程と達成状況を調べ，学生の成績をつけること，そして授業の価値を見定めて改善点を明らかにすることである．PDEサイクルでは，評価の方法によって教育活動の循環を促進もすれば，停滞することにもつながるため，評価方法の検討を十分に行う必要がある．

　学校教育では，授業に関する諸活動を見定め，判定する一連の評価の過程を総称して教育評価という．本項では，教育評価の歴史，意義と種類を説明したのち，さまざまな教育評価の方法について紹介しよう．

1　教育評価の歴史

　新人の看護教員（以下，教員）であれば，できるだけ早く教育評価の知識や方法を習得し，適切な教育評価を行えるようになりたいと思うだろう．しかし，実際はなかなか難しい．筆者は20年以上も教員をしているが，今でも学生の精神面の成長や，数値には表しにくい能力をどう評価したらよいかと悩むことが多い．また，各教員の教育評価に関する考え方や基準が異なるため，教員同士で議論しても，答えはなかなか一致しない．

　このように教育評価は難しく，適切な評価を行う能力を得るためには，学びつづけ，経験を積むより他ないだろうが，教育評価の歴史を知ることは参考になる．先人たちの教育評価に関する経験を知ることで，私たち自身の評価に関する考え方や傾向を客観視できるからである．したがって，まず教育評価の歴史を知ることは大切なことといえよう．

1-1　主観的測定の時代

　教育評価の歴史において，最も古い制度といわれているのが，中国の隋の時代から約1,300年間続いた科挙という官吏登用試験である．科挙は，学識を問う筆記試験や口頭試問，論文体テストなどから構成されていた．それ以外の西欧圏では，確立した教育評価の方法はなく，口頭試問や論文体テストが行われてはいたが，教員の主観に左右されるような試験がほとんどであった．このような主観的測定の時代が19世紀中ごろまで続いたのである．

1-2 客観的測定の時代

19世紀中ごろの米国で，客観的評価への取り組みが始まった．まずは1845年，筆記試験が客観的であり妥当であるという理由から，マン(Mann H)が初等中等教育に共通の筆記試験を導入した．次いで1864年に，フィッシャー(Fisher G)が具体的な評価基準を明記した尺度簿を作成し，試験項目の実例や説明文を整理し，評点を1～5まで振り分けた．その後，1905年，フランスのビネ(Binet A)らが客観的知能テストを開発した．客観的測定が本格的に取り組まれはじめたのは，ソーンダイク(Thorndike EL)を中心とした教育測定運動が起こった1910年からで，現在でも用いられる客観的テストが形づくられた．さらに，集団基準にもとづいてテストの得点を標準化しようとする相対評価(☞125頁)が取り入れられるようになった．

このような客観テストの開発など，客観的測定を重視した動きがある中で，測定しやすいものだけを測定し，情意面など教育上大切であるが測定しにくいものを測定していないという批判が生じはじめた．このような批判により，次の時代へと移っていくのであるが，この議論は今日でも潜在的に続いており，看護基礎教育の中で，情意面などの評価の難しさは教員間でよく議論になるところである．

1-3 測定から評価への転換の時代

前述の批判を受けつつ，次の時代へと転換の契機となったのが，米国のタイラー(Tyler RW)を中心とした進歩主義教育協会による「8年研究」であった．この研究は，評価の客観性を重視する傾向を批判し，教育的観点を強調した．この動きにより，教育目標に応じた評価，人の複雑さをとらえた総合的な評価への注目が高まった．

この流れを受け，教育目標の分類体系(タキソノミー)の作成が取り組まれ，到達すべき目標の全体が認知的領域，情意的領域，精神運動的領域に3分され，それぞれの領域ごとの最終的な到達目標に向け，順次達成すべき目標が系列化され整理された．この取り組みの中心がブルーム(Bloom BS)であり，1956年には認知領域のタキソノミーが，1964年には情意的領域のタキソノミーが公表された．また，この時期に総括的評価のみならず，診断的評価や形成的評価の重要性がいわれるようになった．これら教育目標の分類体系および時期別の評価は，今日でも活用される知識，理論である．

1-4 評価の循環性と教育の質を評価する時代

その後，評価の意味が現在の教育評価を意味することとなり，客観的な尺度や明確な基準を用いて教育目標の達成状況を確認(測定)し，達成していれば次へと進み，達成していなければ改善点を見出して行動し，それを確認(測定)してから次へ進む，という循環性が評価に含まれると考えられるようになった．教育評価の循環

表 4-1　教育評価の意義

① 学生の学習成果向上の促進
・学生は，自分の学習達成状況や成績を把握することにより，次の学習への意欲を高める．
・学生の学習の習慣化に役立つ．
② 教員の教育成果向上の促進
・教員が学生の情報を得ることにより，次の学習課題へのフィードバックが可能になる．
・教員は授業の成果を把握でき，改善に向けた資料とすることができる．
③ 学校の教育水準維持・向上の促進
・教育活動全般を把握して分析することにより，教育目的に応じた改善の課題を見出す．
・学校管理における教育水準の維持につながり，社会への責任を果たす．

性はシステム工学の発想を含んでおり，PDS サイクルやマネージメントサイクルの代表例である PDCA サイクル，ADDIE モデル（☞17頁）で説明することができる．筆者らが提案する PDE サイクルもこれらの影響を受けている．

また，今日では，到達目標に対する的確な評価という視点のみならず，学習過程における学生の意欲や思考力，判断力，自己学習力，行動力の獲得など，客観的な行動として評価しにくい能力を質的に評価する方法として，ポートフォリオ評価，パフォーマンス評価，ルーブリック評価などの取り組みが行われている（☞138～140頁）．

ここまで，教育評価の歴史について紹介した．では，循環性をもつ評価の視点を念頭に置きつつ，本来の教育評価の意義，種類の理解へと進もう．

2　教育評価の意義

教育評価の意義は，① 学生の学習成果向上の促進，② 教員の教育成果向上の促進，③ 学校の教育水準維持・向上の促進の3つに大きく分けられる（**表 4-1**）．これまで，① に重きが置かれていたが，近年になって，② や ③ にも重点が置かれ，教員を対象とした評価に関する研修会や第三者による学校評価が活発に行われるようになっている．1 人ひとりの教員が，これらの教育評価の意義を十分に理解し，いずれの評価においても関与している意識をもつことが大切である．

3　教育評価に共通する流れ

教育評価は，教育活動において重要な要素であり，フィードバック機能をもちながら教育目標や教育方法を規定し，授業づくりの循環を促進する．また，教育評価そのものに一連の流れが含まれる．**図 4-1** は，教育評価に共通する要素と流れを示している．PDE サイクルにおいて，評価を意味する E（evaluation）は，一巡の範囲

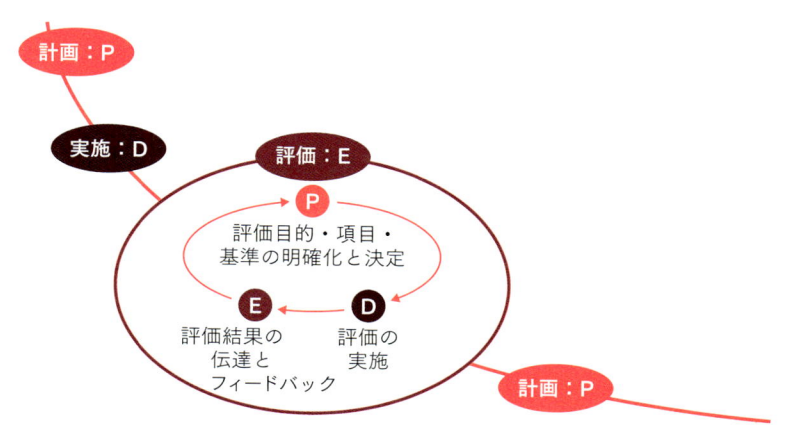

図 4-1　PDE サイクルにおける評価（E）の内部循環

表 4-2　評価活動の流れと活動内容

評価の流れ	活動内容の例
評価目的の明確化	教育成果の判定，入学試験合否判定，成績評価，カリキュラム評価，授業評価
評価項目の決定	教授-学習目標，評価領域，評価内容
評価基準の決定	評価すべき行動の言語化・数量化，データ収集計画
評価の実施	データ収集，評点化，許容な範囲確認
評価結果の伝達とフィードバック	結果の整理，評価の対象者への伝達

で考えると，教授-学習活動の最終段階だが，循環し，連続する PDE サイクルでは，計画（Plan）にフィードバックし，循環を促す重要な段階であると考えられる．また，評価活動においても，内部循環をもち，**表 4-2** に示す流れにより評価活動の活性化をはかっている．

4　教育評価の種類と関連する理論

　教育評価の種類には，教育目標の分類体系別評価，時期別評価，対象別評価，成績評価，および活動・実践の質に関する教育評価，授業評価，カリキュラム評価がある（**表 4-3**）．
　教育目標の分類体系の評価は，ブルーム（Bloom BS）らの完全習得学習の理論にもとづき，教育目標と教育評価を合わせてとらえ，認知領域，情意領域，精神運動領域の3つの領域を基準として評価する（☞44頁）．時期別評価も，上記の理論にもとづいた考え方である．対象者別評価は，主観および客観性を踏まえ，より妥当な評

表 4-3　教育評価の種類

1) 教育目標の分類体系別評価：認知領域，情意領域，精神運動領域
2) 時期別評価：診断的評価，形成的評価，総括的評価
3) 対象別評価：他者評価，自己評価，相互評価
4) 成績評価（相対評価，絶対評価，個人内評価，GPA．）
5) 活動・実践の質に関する教育評価（ポートフォリオ評価，パフォーマンス評価，ルーブリック評価）
6) 授業評価
7) カリキュラム評価

価を行うものである（☞124頁）．これらの理論を用いながら，学生の成績づけを目的にして行うのが成績評価（☞125頁）である．また，これらを組み合わせながら学生の活動・実践の質に関する教育評価が，ポートフォリオ評価やパフォーマンス評価，ルーブリック評価である（☞138～140頁）．

さらに，授業をよりよいものへと改善するために，学生あるいは教員自身により行われるのが授業評価（☞142頁）であり，教育課程・内容・方法が教育理念，教育目標にもとづいているかを評価するのがカリキュラム評価（☞146頁）である．

5　教育目標の分類体系と教育評価

通常，教育目標は，教員が学生に習得してもらいたい能力や姿を想定して設定される．しかし，それは複雑な能力であることが多く，しかも抽象的になりやすいため，求める能力への学生の到達具合を見極めて評価することは簡単ではない．そこで，タイラー（Tyler RW）は，人の行動の複雑さを分析的かつ総合的に評価するために認知領域，情意領域，精神運動領域の行動目標を明らかにすることを提案した．

行動目標は，まさに学生の行動を観察や測定により評価可能にした表現で示されるものである．この考え方にもとづきブルームらは，3つの領域の教育目標を分類体系化した．今日の看護教育では，この3つの領域における行動目標の設定と，それに対応した評価を用いていることが多い．詳しくは「第2章C　単元目標・指導目標の決定」を評価の視点から見直していただきたい（☞36頁）．

6　時期別に行われる教育評価

時期別に行われる教育評価には，診断的評価，形成的評価，総括的評価がある．時期別の考え方も，前出のブルームらが提唱した完全習得学習論にもとづいており，教授-学習という事象を一時点ではなく，連続した過程としてとらえる（**図 4-2**）．時期を追って，学生の評価と教員の指導を一体化しながら連続的に行うことで，教

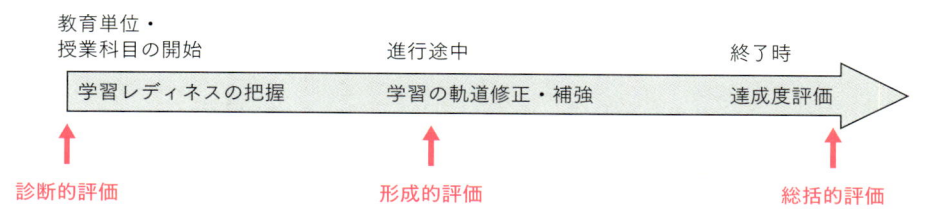

図 4-2　時期別の教育評価

員の細やかな指導を可能にし，学生の学習成果を高めるために有効であると考えられている．

　今日の看護教育においては，診断的評価は簡素化した形式・内容で行い，形成的評価と総括的評価を組み合わせて行っている場合が多い．以下に，時期別の目的と特徴をあげてみよう．

6-1　診断的評価

　診断的評価は，ある教育単位や授業科目などを開始する前に行う．実施する目的は，授業の開始前に学生の学習に関連する位置づけを明らかにし，あるいは学習レディネス（準備性）を把握すること，そして学習上の難点を見出して，これからの授業設計，授業方法の工夫などに役立てることである．看護教育は，それまでの中等教育で習得した内容と異なる学習内容であることが多いため，診断的評価というよりは，むしろ簡単なアンケート形式で，学習への意欲や学習内容に関連するこれまでの生活体験を把握するために授業の開始日に行われることが多い．

6-2　形成的評価

　形成的評価は，ある教育単位，授業科目の進行途中で行い，その時点での達成状況や教育および学習上の問題点を明らかにし，学生および教員へとフィードバックするものである．途中の時期に行うことで，学生は学習が不十分な点に気がつき，その時期以降に補うことができ，教員は授業内容や方法を見直し，軌道修正することができる．

　形成的評価による評価の結果は，原則的には成績評価には用いないことになっているが，実際には，学生の試験への意欲を高めるためにも配点し，成績評価に反映することもある．

A　教育評価の概要

6-3 総括的評価

総括的評価は，ある教育単位，授業科目の終了後に行い，教授−学習目標を達成したか否かを判定するために用いる．学生個々人の達成状況を評価するものであるが，別の活用の仕方として，学生全体の平均点を算出して年度ごとの推移を把握し，カリキュラム評価に用いることもある．

7 対象別に行われる教育評価

対象別に行われる教育評価には，他者評価，自己評価，相互評価の3種類がある．いずれもさまざまな目的や効果を得るために教員や学生，学校が教育評価の対象となる．以下に対象別の教育評価の目的と特徴を述べる．

7-1 他者評価

他者評価は，教員が学生を評価する，学生が教員を評価する，学生が別の学生を評価する，教員が別の教員を評価する，あるいは第三者が学校を評価するというように，評価する者とされる者が異なる評価の方法である．他者評価は，評価の客観性や妥当性が高いことから，教育評価の中で最もよく用いられる方法である．

7-2 自己評価

自己評価は，学生自身が自己の学習状況を，または教員自身が自己の教育方法やその成果を評価する方法である．自己評価では，評価の客観性は得られにくいものの，自己の達成状況，強みや弱みに気づくことができ，それが次の取り組みや工夫への動機づけにつながることになり，自己教育力の育成になることから，教員自身の成長にとって有効な方法である．

7-3 相互評価

相互評価は，同じ教授−学習場面で，教員が学生を，学生が教員を相互に評価する方法である．相互評価により，常に評価される者として感じる学生の緊張感が緩和される一方で，評価者として必要な知識や能力が磨かれる．教員は，学生から具体的な評価をリアルタイムで聞くことにより，次の授業設計に活かすことができる．いずれにしても，相互に評価することで，相互作用が生じ，両者の成長へつながる．

B 成績評価

1 成績評価の基準

　教育評価といったときに，最初にイメージされるのが成績評価である．学校教育の中で，学生にも教員にも特に関心の高い活動といえる．成績評価は，教育目標に応じた学習内容を学生がどの程度習得したかを，教員が見定めて評定する活動である．その評定結果が学生にとっては次の学習活動へ，教員にとっては次の教育活動への動機づけになり，両者にとって重要な活動である．

　しかし一方で，意図しなくても，教員には「評価する者」としての絶対的な権威が生じて，学生に脅威をもたらしかねない．もしも教員の主観がおおいに反映しているように見え，成績評価の結果に疑いが生じることになれば，学生は失望し，教員への信頼を失ってしまう．教員は，評価する者であるとともに評価される者であることを自覚し，常に謙虚な姿勢で成績評価に臨むことが必要である．

　成績評価には相対評価，絶対評価（GPAを含む），個人内評価の3種類の基準の置き方がある．このうち，どれを用いるかによって評定の結果は異なってくることから，利点や限界を考慮し，成績評価の目的に応じた基準を選択しなくてはならない．

1-1　相対評価

　相対評価は，測定した達成状況を学生集団の中で相対的に評定することをいう．集団が基準であるため，ある学生がテストで60点をとったとしても，他のほとんどの学生の点数が90点以上であれば，評定は5段階で「1」になることもある．評定づけは，ある程度の集団では正規分布をとるという考え方に従うので，**図4-3**に示すように，5段階評定であれば「5」と「1」は7％，「4」と「2」が24％，「3」が38％，

	95,94,92,90,90・・・（略）・・・66,65,65,63,62,62・・・（略）・・・38,37,32,30,15 点
評定	5	4	3	2	1
割合	7％	24％	38％	24％	7％
該当人数	6人	18人	32人	18人	6人

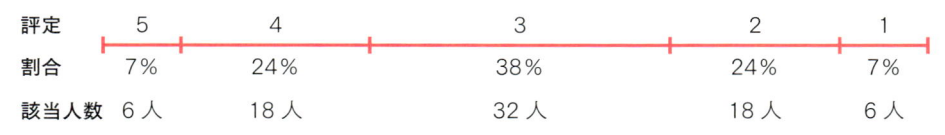

図4-3　相対評価の例
○○科目のテストの点数と評定（学生数は80人）

表 4-4　絶対評価における評価規準と評価基準の例

評価規準の示し方	評価基準の例		
	認定評価		到達度評価
教育目標(一般目標,行動目標で示す到達目標)の到達度,到達の有無	90〜100 点	S (秀)	合格
	80〜 89 点	A (優)	
			大変できた
	70〜 79 点	B (良)	できた
	60〜 69 点	C (可)	課題はあるが概ねできた
	50〜 59 点	F (不可)	できなかった　不合格

の割合で振り分けられるようになっている．

相対評価では，到達目標が重視されるのではなく，集団内での順位や優劣が重視されてしまう．日本の学校教育，特に初等・中等教育では，相対評価が中心に行われていたが，2002 年(「ゆとり教育」開始)以降から，絶対評価に変わった．ただし，入試は相対的位置で合否を決めることから，現在も，進路情報として相対評価の評定は行われている．

1-2　絶対評価

絶対評価は，あらかじめ設定した基準にもとづき，測定した目標の達成状況を評定することをいう．絶対評価には，さらに到達度評価と認定評価がある．

到達度評価は，設定した到達目標(評価規準*1))に対する達成具合を指標(評価基準*2))に照らして判定する．認定評価は，絶対的な基準を達成できたか否かを判定する．例えば，5 段階評定の基準を，90 点以上を「S(秀)」，80 点以上を「A(優)」，70 点以上で「B(良)」，60 点以上で「C(可)」，60 点未満を「F(不可)」とする(**表 4-4**)．この場合，全員が「秀」となることもありうる．ただし，評価が甘いと指摘されることや，目標の設定が低すぎるという批判が生じる可能性が高く，ほとんどの教員は学生全員が高い評価になるようなことを避ける場合が多い．

1-3　GPA

GPA(grade point average)とは，各教科目の成績評定を**表 4-5** の方式で計算し，平均を算出する制度のことをいう．取得した科目数や科目内容にかかわらず，学生の到達度を得点化することできる．また，単位数の多い科目の評定が GPA 得点におおいに影響することも特徴である．GPA は個人の成績評定を示す制度ではあるが，

---

*1　評価規準：到達目標についての観点やその内容のこと．
*2　評価基準：到達目標がどの程度到達したかを判断するための指標のこと．

表 4-5　GPA 制度と算出方法の例

科目の評定と GP（Grade Point）			GPA 算出方法
点数	評定	GP	科目（単位数×GP）の合計÷合計単位数＊＝GPA
90〜100 点	S（秀）	4	例）
80〜 89 点	A（優）	3	○○科目 S　2 単位，GP 4　　2×4＝8
70〜 79 点	B（良）	2	××科目 A　2 単位，GP 3　　2×3＝6
60〜 69 点	C（可）	1	△△科目 F　1 単位，GP 0　　1×0＝0
50〜 59 点	F（不可）	0	合計　5 単位　　　　　　14 点

GPA は 14 点÷5 単位＝2.80 となる．

＊合計単位には履修登録科目がすべて含まれるため，学生に不利がないよう「履修辞退制度」と合わせて採用される．

表 4-6　個人内評価の例

○○実習科目のレポートでの看護教員のコメント例
「1 年次の実習では，患者さんの傍らにいって視線を合わせてコミュニケーションをとることに時間を要しましたが，今回の実習では，それがすぐにできるようになりました．患者さんへ適切な関心や態度が育ったのだと思います．その能力をこれからも大切にしていきましょう」

ランクづけ可能な特徴を踏まえ，成績優秀者の決定や学年進行途中における成績不良者（GPA2.00 未満の者など）の決定，その後の教育的支援を行うための判断材料としても用いられる．

GPA は，欧米諸国の大学で一般的に行われている方法であり，日本から留学する際，提示するように求められることが多い．日本では，採用している大学は少なかったが，文部科学省による大学改革の提唱を受け，近年は採用が増えつつある．

1-4　個人内評価

個人内評価は，学生個人の目標に対する到達状況を個人の変化，進歩としてとらえ評定づけるものである（**表 4-6**）．例えば，相対評価や絶対評価の成績がよくなくても，他の学生と比べて突出した能力や感心する能力が認められる場合に，その点を認めて，褒め励ますことである．そのフィードバックが，学生の学習意欲を高めるとともに個性的な能力を引き出すことにつながる．ただし，個人内評価を強調して甘すぎる態度をとると，教育目標に応じた学習の達成度は低くなることもあるので，併用することが望ましい．

1-5 看護教育で用いられる成績評価

看護教育において行われる成績評価のほとんどは，教育目標の達成状況を評定する絶対評価としての到達度評価である．ただし，相対評価の利点（集団の競争力を活かし，高い達成度を目指す）を活かせるよう，評定が正規分布となるようにテストを作ることが多い．また，豊かな人間性をもつ看護者の育成の観点から個人内評価を合わせて行う場合が多い．なお，保健師助産師看護師国家試験は，認定評価として行われている．

2 成績評価のための測定用具

2-1 測定用具に必要な条件

成績評価を行うためには，教育目標の達成状況を適切に評価するために測定用具を選択するか，または作成しなければならない．測定用具の選択・作成においては，妥当性，信頼性，客観性の条件を満たすように留意する（**表4-7**）．

2-2 教育目標の分類体系に応じた評価の測定用具

妥当性のある評価を行うためには，教育目標の分類体系に応じた評価の測定用具を選ぶ必要がある．代表的な測定用具には，客観テスト，問題場面テスト，論文体テスト，レポート，面接法，口述試問，観察法（行動描写法，評定法，チェックリスト），標準検査（知能，学力，性格，適性），逸話記録，ゲスフーテストなどがある（**表4-8**）．

3 測定用具の種類と特徴

3-1 客観テスト

客観テストは，採点者（教員）の主観に左右されず，客観的に採点が行えるよう工夫された測定用具である．主に認知領域の教育目標の評価に活用できる．設問および解答形式には「真偽法」「多肢選択法」「組み合わせ法」「単純再生法」「完成法」「配列法」などがある（**表4-9**）（☞130頁）．

3-2 問題場面テスト

問題場面テストは，問題が生じている場面を提示し，その問題を解決するための思考や行動を評価する方法である．学生の知識，技術，態度はもちろん，思考力や判断力，応用力，創造力なども問うことができる．看護教育では，学生が患者の健

表4-7　成績評価のための測定用具に必要な条件

必要な条件	条件を満たすための方法
妥当性：教授-学習目標を確実に測定できるものであるか **信頼性**：何回測定しても同じ結果であるか	・複数の教科書や資料と照らし合わせる ・教授-学習目標と測定内容の一致状況を点検する ・これまでの測定用具内容と比較する ・教員間で吟味する ・教員が模擬的に作成することや再現可能な装置を用いてトレーニングを行う
客観性：誰が採点しても同じ結果になるか	・1人の教員が複数回測定する ・複数人の教員で測定する ・可能であれば再現可能な装置（ビデオカメラ，ICレコーダー）を用いる

表4-8　教育目標の分類体系に応じた評価の測定用具

教育目標の領域	主な測定用具	
認知領域 （知識，理解，批判的思考，問題解決）	・客観テスト ・問題場面テスト ・標準検査（知能，学力）	・論文体テスト，レポート ・面接法，口述試問 ・ノート
情意領域 （興味・関心，態度，価値観，行動力）	・観察法（行動描写法，評定法，チェックリスト） ・問題場面テスト ・論文体テスト，レポート	・面接法，口述試問 ・標準検査（性格，適性） ・逸話記録 ・ゲスフーテスト
精神運動領域 （技術）	・問題場面テスト ・ノート	・観察法（行動描写法，評定法，チェックリスト） ・標準検査（適性）

康上の問題点を分析し，援助を実施し問題を解決する能力が求められるが，いきなり実習の場面で，患者を対象に行うことはできない．そこで，実習場面ではなく，学内での演習や試験の場面で問題場面テストが採用される．問題場面テストは，実際に起こる頻度の少ない事例場面や，状況判断力を評価する場面，実習に出る直前や卒業前の評価にも用いられている．

　具体的には，問題場面の状況を設定し，その場面に関連した客観テスト，観察法（チェックリスト），レポートを組み合わせて行う（**表4-10** ☞131頁）．作問者にとっては，問題場面づくりとそれに応じたテストを作成することが難しく，多くの時間を要してしまう．しかし，近年，看護の臨床能力を評価するOSCE（臨床能力試験）や学習方法とセットで評価する問題基盤型学習法（problem based learning：PBL ☞106頁）が，教育方法として注目されており，多くの看護教育機関で導入されている．

表 4-9　客観テストの設問と解答形式の例

1）真偽法
設問の短文の正誤についていずれかを選ばせ，解答を求める方法である．作問および採点が容易だが，偶然正答になる可能性がある．1つの短文の中で正・誤が明確になるように留意して設文を作成する．

> 例）次の文を読んで正しければ○を，誤っていれば×をつけなさい．
> ① 脈拍は，示指1本のみを動脈血管上に置いて測定する．（　　）

2）多肢選択法
多くの選択肢の中から正答を選ばせ，解答を求める方法である．選択肢を比較して判断するので，理解力や思考力の評価に適切であり，客観テストで最もよく用いられる．4肢以上が望ましく，また誤答の選択肢をもっともらしくつくる工夫が必要である．

> 例）次の項目で正しい答えはどれか，1～5のいずれかに○をつけなさい．
> ① 膝関節運動で起こる生理的な働きは次のうちのどれか．
>
> | A. 血液循環の増加 | 1　C以外の全部 |
> | B. 筋の緊張の改善 | 2　B, D, E |
> | C. 関節の感覚の減退 | 3　全部 |
> | D. 関節の拘縮の予防 | 4　A, C |
> | E. 関節の可動性の改善 | 5　A, C, E |

3）組み合わせ法
左右，または上下に一定の関係をもつ事項を並べ，関係するものを線で結ばせ，あるいは記号を選ばせ，解答を求める方法である．2つの事項の関係に関する知識や理解の評価に適している．原則，各事項の正しい組み合わせが1回になるようにし，さらに片方の事項数を1～2つ程度多くするとよい．

> 例）A欄の用語を説明するものを，B欄から選び，（　）に符号で記入しなさい．
>
> ［A欄］　　　　　　　　　　［B欄］
> 1. 打診法　（　　）　　　a. 身体各部を手指で触れ圧迫する診断方法
> 2. 視診法　（　　）　　　b. 手指や器具を用いて響いた音での診断方法
> 3. 触診法　（　　）　　　c. 目で見える特徴を探る視覚的な診断方法
> 4. 聴診法　（　　）　　　d. 耳や器具で感知し音での診断方法
> 　　　　　　　　　　　　　e. コミュニケーションによる診断方法

4）単純再生法
選択肢はなく，空白箇所に正答を書かせ，解答を求める方法である．解答が単純で，特定できる場合に適している．空白箇所のスペースは，正答がちょうど入る程度にする．複数の正答がありうる場合は採点基準をつくっておく．予期しない解答で，正答の範囲に入る場合は，正答として扱う．

> 例）正常肺野で聴取される音は何か，（　）に記載せよ．
> （　　　　　　　　　）

（つづく）

表 4-9 （つづき）

5）完成法
　単純再生法（空白箇所）を複数用いて，1つのまとまった文章を完成するように解答を求める方法である．前後の文脈から正答を導き出すため，単純再生法よりもやや高度な理解力や思考力を評価できる．空白箇所は，一定の長さの文章の中で多すぎないようにし（1文に1〜2箇所），かつ重要な内容を問うように作成する．

> 例）次の空欄を埋めて文章を完成しなさい．
> 　エリクソンによれば，満足感をもって自分の人生を振り返る能力は（　　　）の達成を示すものである．

6）配列法
　順不同に並べた事項を年代順，実施順，大小順などに並べ替えるように番号をつけ解答を求める方法である．順序性のある知識や理解を問うのに適している．

> 例）乳幼児の発達を発生する早い順に並べ替えなさい．
> 　① つかまって立ち上がる
> 　② あやすと笑う
> 　③ 支えなしで座れる
> 　④ 寝返りをする

表 4-10　問題場面テストの例

＜設問＞
事例：患者（Aさん，80歳，男性）
　5日前に発熱と脱水で入院しました．全身倦怠感があり，1人で体を動かすことができません．今朝やっと平熱になったのでシーツ交換を行うことになりました．
　あなたがシーツ交換を行い，その後，患者さんを側臥位に体位変換してください．必要物品を準備し，20分間で援助を実施してください．援助の実施後，病室から退室したあと，試験監督者をリーダーナースと想定し，報告を行ってください．
　さらに翌日までに，患者へのシーツ交換の援助で留意したことと，実施した評価を1,600字程度で書き，提出してください．

＜問題場面テストの流れ＞
・時間になったら，学生は1人ずつ看護実習室に入室し，試験を受ける．
・看護実習室では，ベッド上に模擬患者（教員）が臥床している．
・評価者は，教員1名である．評価者は，学生の言動を観察し，チェックリストにもとづき評価する．

3-3　論文体テスト，レポート

　論文体テストあるいはレポートは，「〜について述べなさい」などといった設問に対し，論文調に記述させて解答を求め，基準を決めて評価を行うものである（**表4-11**）．実際に論文を書くためには，① 分析的・批判的に述べる（理解，応用，分析力），② 情報を集めてまとめる（総合力，評価力），③ 事象を筋道立てて説明し（論理的思考力），④ 推測する（推理力，創造力）など，高度な能力が必要である．なお，レポートは，認知領域と情意領域の両方の能力を評価することが可能であるため，看護教育

表4-11 論文体テスト,レポートの例

課題名:「私が読んだ看護理論と私が考える看護」について 3,000 字程度で書きなさい.
レポートの体裁:A4 サイズ用紙,表紙にタイトル,氏名,提出日,提出場所を記載する.
提出日・提出場所:1月31日16時　事務局前レポートボックス
評価項目:合計点 100 点とし,① 内容の重要性・妥当性(20点),② 分析・批判性(20点),③ 論理性(20点),④ 発展・創造性(20点),⑤ 体裁(20点)
評価基準:各項目20点:優れている,15点:良好である,10点:やや不十分である,5点:不十分である

表4-12 面接法,口述試問の例

状況設定による看護技術試験後に面接法を行い,看護教員が以下のような質問をし,その回答から評価する.
「あなたは,模擬患者さんがベッドから起き上がろうとしたときに,手を貸さずに見ていましたが,それはなぜですか」(認知,情意領域)
「あなたは,声をかけても模擬患者さんが返事をしなかったときにどのように感じましたか?」(情意領域)

でもよく用いられる評価方法である.

　論文体テストでは,課題内容や文字数制限,制限時間を明確にし,さらにレポートでは,体裁の指定,提出日や提出場所などを事前に示すようにする.

　論文体テスト,レポートの採点を1人で行うと,妥当性,信頼性,客観性のいずれもが乏しくなりやすい.そこで採点基準を決めたうえで,複数名がそれぞれ読み,協議しながら評価する方法をとるとよい.その他に,論文体テスト,レポートでは,文章表現力や誤字・脱字,文章構成などの体裁なども評価することが多い.

3-4　面接法,口述試問

　面接法,口述試問は,学生1人あるいは少人数と面接し,口述と観察により情報を得て評価する方法である(**表4-12**).学生の学習に対する理解状況,興味・関心,態度面など,認知領域や情意領域の能力を幅広く評価することが可能である.どの学生にも共通する質問内容と,個人の面接の流れに応じてその都度変える質問内容がある.明確に評価したいことについては,あらかじめ質問内容を用意しておくことが望ましい.評価者である教員は,学生が過度に緊張しないよう,話しやすい雰囲気をつくること,評価に際し,先入観や偏見をもたないように心がけることが大切である.

3-5　観察法(行動描写法,評定法,チェックリスト)

　観察法は,学生の言動を観察することによる評価方法であり,情意領域や精神運動領域の評価に適している.一方,認知領域の評価に適していないわけではない

表4-13 チェックリスト

行動目標(評価規準)	行動指標(評価基準)	チェック欄	特記事項
人の尊厳および人権の意味を理解しようとしている.	対象者を尊重した態度(声のかけ方,言葉の使い方,目線)で相談に応じているか.	□	
プライバシーの保護をしている.	露出を最小限にしたか(綿毛布や毛布を適切に用いたか).	□	
対象者の健康に関する充足状況や入院前の日常生活を把握している.　　　　(以下,略)	設定された患者のADLや制限を考慮した行動がとれたか.　　　　(以下,略)	□	

が,1人の評価者が同時刻に多数の学生の思考過程や理解状況をその言動から評価することは難しく効率が悪いため,あまり行われない.看護教育において,看護技術の習得状況や人間関係構築に向けた態度,看護場面への適応性などを評価するときによく用いられる.

　観察者は,観察によって膨大な情報を得るが,学生の言動をすべて記憶に残すことは難しいため,観察しながら同時に記録する.観察法の記録には,行動描写法,評定法,チェックリストがある.行動描写法は,行動を描写する方法であるが,観察者が観察すべき事象について習熟している必要があり,長時間にわたる実施は難しい.評定法は,観察する行動の基準を明確にし,量的にとらえようとする方法である.チェックリストは,観察法の記録で最も頻繁に用いられ,観察する行動の項目や基準を列挙し,「はい」「いいえ」あるいは「できた」「できない」の二者択一で確認できるように作成する(表4-13).

3-6　逸話記録

　逸話記録は,あるエピソードにおいて生じた行動を時間的な流れに沿いながら自由に記述する方法である.対象者には,あるがままの具体的な記述を求めるため,対象者がもっている人間性や態度面の情報を得られやすい.今日では,ポートフォリオ評価の記録として書く機会が増えており,個人の日記やエピソードの記録をそのまま評価に用いることはなく,長期間にさまざまな情報を組み合わせて評価に用いる.記録する学生には,事実や行動の描写と個人の意見や考えを分けて記載すること,ネガティブなエピソードだけでなくポジティブなエピソードについても記載することを伝える.

3-7　ゲスフーテスト

　ゲスフーテストとは,ある集団の中で,学生個人の行動特性や普段見えにくい能力に関する情報を周辺の人々から得る,社会測定法の1つである(表4-14).「○○

表4-14 ゲスフーテストの例

下の質問に対して，クラスの中の誰が当てはまると思いますか．最も当てはまるとあなたが日ごろ感じている順に3名まで記入してください．

1) グループワークのときによいメンバーシップをとると思う人は誰ですか．
① _____
② _____
③ _____

2) グループワークのときによいリーダシップをとると思う人は誰ですか．
① _____
② _____
③ _____

3) あなたが相談相手に選ぶとしたら誰ですか．
① _____
② _____
③ _____

するのにふさわしい人は誰か」という質問形式でテストを作成し，学生それぞれが回答して評価し，評価者はそれを参考に評価を行う．この方法により，学生の自己申告や教員の観察に頼らずに評価することができる．周辺の学生がある学生をかばったり，よく思っていない場合には，正確な情報が得られず，妥当な評価が難しくなることが欠点である．実際には，ゲスフーテストのみを用いて評価することはなく，補助的な情報として扱うことが多い．

4　成績評価の実施

　成績評価の測定用具の準備ができたら，その測定用具を用いて試験を実施する．試験の実施は，事前に試験を行うことを学生に伝えてから行うもの，抜き打ちで行うもの，テスト用紙を配付して開始の合図とともに一斉に行うもの，学生1人ずつが違う時間に行うものなどさまざまであるが，いずれの場合も，学生が不公平と感じないよう，同じ条件下で実施できるように留意する．そのためには，試験開始前にオリエンテーションを行い，席の座り方，机の上に置いてよいもの，辞書など持ち込んでよいもの，携帯電話の電源を確実に切り収納しておくこと，試験時間の告知，不正行為を行わないこと，などの注意を伝える．

　試験中の不正行為（カンニング）は，あってはならないことであるが，不正行為ができない環境をつくることも大切であり，複数人で監督を行う，静かに巡視するなどといった方法をとる．試験中に緊急事態が発生する場合もあるため，試験監督要領などマニュアルを作成しておくとよい．

5　採点と結果の処理

　客観テストは，正答および配点，採点上の留意点などを記載した模範解答を事前に作成しておくので，概ね誰が採点しても同じ点数となるしくみである．しかし，それ以外の論文体テスト，口述試問，面接法，観察法などは，いずれも採点者の主観や時間経過に伴う疲労により，採点結果が異なる可能性がある．それを回避するために，採点の基準および許容範囲を明確にしておく，複数名で採点する，あるいは1名が複数回採点する，試験時間および採点時間と休憩時間の確保などについて計画的に取り組んでおくとよい．

　次に，採点結果を処理し，個人の得点，評定結果を出す．通常，学生個々人の教科目の成績は，1回のテスト結果から判定されることはなく，いくつかの測定用具による結果を組み合わせ，かつ前年度の学生の成績とも比較しながら総合的に判定する．多人数の採点結果を処理する場合は，ミス(計算間違いや記入間違い)が生じやすいので，複数名の教員が点検しながら行うことが望ましい．

6　結果の報告とフィードバック

　成績を通知する際は，評定あるいは合否結果として採点したテスト用紙，あるいは成績表を学生本人または保護者に渡して報告する．紙面のみの報告の場合もあれば，面接を行い，結果を伝え，ねぎらい，激励し，次の学習課題を提示するなど，フィードバックを行う場合もある．

　さらにテストの得点や評定結果を集計し，平均値や偏差値などを算出し，教育評価(evaluation)のフィードバック資料を作成する．次年度の授業設計(plan)を立案する際，それをもとにし，意思決定に役立てる．また，成績の結果に疑義が生じて見直す場合があるため，一定期間，鍵のかかるロッカーなどで保管する．保管期間は一般に定められていないが，自分なりに1年，3年，5年と決めておき，保管期間が過ぎたら裁断処理するのが一般的である．

7　講義・演習・実習における成績評価

　成績評価に関する方法と手順を活用し，講義・演習・実習形式の教科目における成績評価の実際を紹介しよう．

7-1　講義科目の成績評価の実際

　講義科目は，主に認知領域の教授-学習目標の習得に適していることから，客観テスト，論文体テスト・レポート，問題場面テスト，口述試問，ノートなどを測定

表 4-15　講義科目の成績評価の例

> **科目名**：看護学概論　1年次前期科目　2単位30時間
> 科目の教育目標を評価規準として，到達度評価を行う．
> **評価の測定用具**：合計100点の到達度評価
> 　① 客観テスト　60点
> 　② 論文体テスト　30点
> 　③ 課題・ノート（期日までの提出，課題の完成度）　10点
> 　④ 出席点（欠席，遅刻について10点の範囲）　減点方式

用具に選び，評価する．ただし，1つの測定用具のみの結果から成績評価を行うことは少なく，基本的には，認知領域，情意領域，精神運動領域を網羅し，到達度評価（絶対評価）を使用するが，相対評価や個人内評価を加味し，総合的に評価することも多い．評価の時期は，総括的評価を行う学期末だが，形成的評価として行った客観テストや課題・ノートの提出状況，それまでの学習の態度や出席状況などをデータとして記録しておき，それらをまとめて成績を判定するとよい．筆者が，講義科目で成績評価を行っている例を**表4-15**に示す．

なお，教科目の責任者が学生の成績評価を行うが，筆者は，評価の客観性と妥当性を得るために，同じ専門領域の教員とともに検討し確認を行っている．

7-2　演習科目の成績評価の実際

今日の演習形式の科目は，認知領域，情意領域，精神運動領域のすべての教授-学習目標を網羅するほど多様な方法を含むようになった．そのため，客観テストや問題場面テスト，論文体テスト，レポートおよび観察法など評価の測定用具も組み合わせて総合的に成績を評価することが多い．客観テストや論文体テスト，レポートに関する評価については，講義科目とほぼ同様であるため，ここでは問題場面テストと観察法について述べる．

問題場面テストおよび観察法は前述のとおり，情意領域や精神運動領域の教授-学習目標の評価に適している（☞128, 132頁）．一方，これらの方法は，時間を要し，複数名の教員がかかわることが多いため，学生の能力をすべて観察できたのか，教員間で評価に差はでなかったのかという疑問が残りやすい．そのため，教科目の成績評価の際，全体の得点における観察法による評点の配分を低くしがちである．教科目の教育目標を評価規準としたうえで，学生の到達度をどのように評価するかを科目にかかわる教員間で検討することが大切である．筆者が担当する演習科目の成績評価の例を**表4-16**に示す．

表 4-16　演習科目の成績評価の例

> **科目名**：看護技術Ⅰ　1年次後期科目　2単位60時間
> 科目の教育目標を評価規準として，到達度評価を行う．
> **評価の測定用具**：合計100点の到達度評価
> 　①客観テスト　50点
> 　②単純場面におけるチェックリスト・観察法を用いた実技試験　10点
> 　③状況設定におけるチェックリスト・観察法を用いた実技試験　30点
> 　③課題・ノート（期日までの提出，課題の完成度）　10点
> 　④出席点（欠席，遅刻について10点の範囲）　減点方式

表 4-17　実習科目の成績評価の例

> **科目名**：基礎看護学実習　2年次後期科目　2単位90時間
> 科目の教授-学習目標を評価規準として，到達度評価を行う．
> **評価の測定用具**：合計100点の到達度評価
> 複数の教授-学習目標に応じた評価規準，評価基準（よくできた・できた・課題を残した・できなかったの4段階）による評価表を用いて100点満点で算出する．詳細は以下の①～⑤のとおりである．
> 　①教授-学習目標に対応して事前学習（ノート），援助計画の準備，実践力（コミュニケーション能力，ケアの遂行力，実習態度，状況判断力，調整力，リーダシップ・メンバーシップ），患者への効果，評価力について，80点分を評価する．
> 　②課題に応じたレポート（テーマ性，論理性，発展性，誤字・脱字の有無など）を20点分で評価する．
> 　③上記の①については，看護教員が得た学生の情報だけでなく，実習指導者やスタッフから情報を得て，また学生の自己評価，面接による口述試問・態度を参考にして評価を行う．可能であれば，複数の看護教員により協議を行う．
> 　④レポートについても看護教員と実習指導者など，2名がそれぞれに評価し，照らし合わせる．極端に点数が異なる場合は，評価規準・基準について見直し，再度評価を試みる．
> 　⑤出席点（欠席，遅刻について10点の範囲）減点方式

7-3　実習科目の成績評価の実際

　実習科目もまた，講義・演習科目と同様，教授-学習目標を評価規準として，到達度評価を行うことが一般的である．ただし，患者の症状や状態，学生を取り巻く実習環境は日々刻々と変化し，かつ複雑であることから，学生が到達目標を達成したかどうかを評価することは大変難しい．さらには，教員や実習指導者ができるだけ学生の言動を理解しようとしても，1病棟で4～6人の学生が実習することが一般的である今日では，学生が行う援助場面に教員が同行できる機会は少なくなる傾向にある．そのため，教員はどのような場面でも学生の言動をできる限り把握し評価に活かすとともに，評価を客観的に行えるように努めることが大切である．実習科目の成績評価の例を**表 4-17**に示した．

C 活動・実践の質に関する教育評価

　次に，活動・実践の質に関する教育評価について紹介しよう．教育評価の実際では，教育目標の分類体系に応じた評価方法のみで学生のさまざまな能力をすべて評価することはとても難しい．看護教育でいうならば，臨床状況や患者の状態・状況が目まぐるしく変化する中で，臨地実習場面における看護学生の活動力や実践力を推測したり，臨機応変に対応する能力をその実習における教育目標と照らし合わせることだけで評価するのは難しく，常に教員の課題になるところである．そこで，活動・実践の質の評価に寄与するポートフォリオ評価，パフォーマンス評価，ルーブリック評価に注目したい．

1 ポートフォリオ評価

　ポートフォリオ評価は，1980年代後半に米国で開発され，それまでの標準化された客観試験による評価（相対評価）に代わる評価方法（真正の評価ともいわれる）とされている．つまり，人間の測定可能な，ある一側面の能力に限って評価することへの批判から生まれた方法である．2000年以降に日本の教育にも導入されるようになり，特に人間性・全体性を重視する看護教育においても注目されつつある評価方法といえる．

　ポートフォリオとは，紙ばさみやファイリングした資料のことであり，長い期間をかけて，資料や写真，記録物を同一の形式・方法で収集・集積するものである．ポートフォリオを用いることで，自己の成長を客観視でき，しかも個々人の絶対評価を可能にする．

　看護教育では，看護技術や看護実践能力の習得状況，各教育機関が置いている教育理念や教育目標に対する習得状況などを記録して集積し，評価することに用いられている（表4-18）．ポートフォリオを自己評価や自己教育力の育成として単独に用いることも多いが，近年になって，ルーブリック評価を併用し，到達度評価としても用いられつつある（☞140頁）．詳細については，成書にゆずる．

表 4-18 ポートフォリオの例（私の看護実践能力の成長記録）

項目			1年次終了時点	2年次終了時点	3年次終了時点	4年次終了時点
人の尊厳の重視と人権擁護を基本とした行動	I	対象者の価値観・信条や生活背景の理解に努める	△知識として得たけど、理解したかは疑問だ ★	◎実習での患者さんとのかかわりから大切さがわかった ★	◎ ★	◎ ★
		人の尊厳および人権の意味の理解に努める	△大事だとは思うけど…… ★	○ ★	○ ★	○ ★
	II	看護職の倫理規定をもとに、看護職としての倫理観を意識する		△患者さんからお菓子をもらってしまった。指導者さんから返してもらったけど難しい ★	○次回がんばる！ ★	○患者さんへの倫理を意識しながら実習できた ★
		対象者の価値観・信条や生活背景を援助計画に取り入れる		△そこまで援助計画に活かせなかった ★	○ ★	◎できたと思う ★
		人の尊厳および人権を理解し擁護するための相談ができる			△難しい ☆	×機会がなかった ☆
	III	倫理的ジレンマに遭遇したときに、倫理の原則から何か問題になっているのか分析できる			△考えたけど深まらなかった ☆	○友人の事例で考えることができた ☆
		対象者の価値観・信条や生活背景を援助計画に活かす			△実習計画でいっぱいいっぱいだった ☆	○患者さんの価値観に配慮できたと思う ★
		人の尊厳および人権を擁護するための提案ができる			×機会なし ☆	×機会なし ☆
		倫理的ジレンマに遭遇したときに倫理原則から分析し、看護職としてとるべき行動を選択できる			△ ☆	△考えることができたけど、まだできていない ☆

★は各段階で学ぶ内容、☆は実習の状況により学習できる内容
◎よく学べた、○学べた、△あまり学べなかった、×機会がない
〔神奈川県立保健福祉大学基礎看護学領域作成のポートフォリオを一部修正〕

表4-19 ルーブリック評価の形式例

評価項目	評価規準	評価基準（尺度）			
^	^	A（10点）	B（8点）	C（6点）	D（0～5点）
看護の計画的な展開能力	アセスメントできる	対象者の全体像をとらえ，優先順位をあげている．	発達段階と特定の健康課題から全体像をあげている．	特定の健康課題からくるニーズをあげている．	・情報収集ができない． ・情報収集の範囲がわからない． ・情報間の関連がわからない．
^	計画・実施・評価する	安全・効率性を考慮し対象者の状況や個別性に合わせて援助を計画し，実施し，評価する．	安全・効率性・原則を考慮して援助を計画し，実施し，評価する．	看護技術の原則を考慮して援助を計画し，実施し，評価する．	看護技術の原則を考慮した援助計画が立てられない．実施，評価できない．
^	状況判断し対処できる	対象者の反応が予測と異なる場合に，計画の変更を提案できる．	対象者の反応が予測と異なる場合に相談できる．	対象者の反応が予測と異なることに気づくことができる．	対象者の反応が予測と異なることに気づくことができない．

2　パフォーマンス評価

　パフォーマンス評価もまた，標準化された客観試験による評価への批判から発生した評価方法である．パフォーマンスとは，自分の考え方や感じ方，内面，心理状態を言葉や作品，動作など五感を通じて外面に表出することである．その五感で表現された学習成果の様相を把握する，あるいは評価することをパフォーマンス評価という．パフォーマンス評価で取り扱う能力は，看護教育でいえば，看護技術はもちろん，思考力や判断力，表現力などの高次の能力を含み，状況設定場面や実習場面でも用いられる．パフォーマンス評価では，教員がパフォーマンス・タスク（課題）を作成し，学生がある程度自由に遂行する．パフォーマンス・タスクには，目的，学生の役割，聴衆（誰が対象か），状況設定，パフォーマンス方法，評価の視点を含む．それを妥当性ある評価方法と後述するルーブリック評価を用いて評価する．

3　ルーブリック評価

　ルーブリック評価（rubric）とは，学生の学習到達度を示す評価基準あるいは評価指標を，評価規準と尺度からなる表で示す評価方法であり（表4-19），ポートフォリオ評価やパフォーマンス評価と合わせて用いることにより，人間性や高次な能力を

的確に評価することができる．つまり，ルーブリック評価は，絶対評価（到達度評価）において教員の主観的な判断が入りやすいという課題を乗り越えるための質的な「基準づくり」として生まれた教育評価の方法といえる．学生にとっても理解しやすく，自己評価の指針としても有用である．

　ただし，人間の複雑で高次な能力を分類・整理し，具体的な評価規準として明記し，さらに得点化するための基準を明らかにすることは容易ではなく，時間がかかる．ルーブリック評価は，教員にとって労力のいる活動ではあるものの，学生の能力，特に今日重要視されている判断力や批判的思考，そして実践能力の到達度を評価するうえでは必要な取り組みである．

D 授業評価

1　授業評価を行う意義

　授業評価は，教員が計画して実施した授業の価値を見定め，よりよい授業へと改善するために行うものである．学生が教員の授業や態度を評価することにより，授業構成や内容・方法に関する学生目線の評価や，今後に向けた意見が得られる．成績評価では「評価する者」である教員が「評価される者」になるので，教員にとって自己の振り返りや自己評価を促す大切な機会になる．学生と教員が相互作用し成長する場面でもあり，この機会こそが教員の成長を促し，次の授業設計の改善へとつながっていく．また，教員の授業の実績記録にもなる．近年では，教員の教育力向上やコミュニケーション能力向上を意図し，別の教員が授業評価を行う機会も増えている．授業評価の意義を**表4-20**に示す．

2　アンケートの作成

　学生から授業評価を受ける場合は，たいてい面接形式ではなくアンケート形式を採用する．大人数から一斉に回答が得られ，学生の顔や氏名が見えない形式のほうが，学生は回答しやすく，ある程度信頼できる評価を得られるからである．
　授業全般に共通するアンケート項目もあれば，授業の形態，すなわち講義，演習，実習によって異なる項目もある(**表4-21**)．各学校機関あるいは各教員が，**表4-21**から項目を選択してアンケートを作成する．項目数が多すぎると，学生は疲労してしまい，いい加減な回答や無回答になりがちである．学生にとって負担にならないよう，答えやすい項目数，内容，方法を選んでいく．
　次に，評価の基準を設定する．評価の基準として，段階別，記述式，および両方の併用がある．よく用いられるのは，評価項目に対する達成度を5あるいは4段階尺度から選択する方式である(**表4-22，23**)．記述式は，学生の意見をありのままに表現するのに適しているが，記述に時間を要するため，負担にならない程度の項目数や量に設定するとよい(**図4-4**)．

表 4-20　授業評価を行う意義

区分	意義・内容
授業の確認と改善	・授業の目標，構成，内容の適切さを確認・改善 ・授業方法，技術，教材の適切さを確認・改善 ・アカウンタビリティ（説明責任）とディスクローズ（公開）の確認・改善
教員による教授活動	・学生から教員へのフィードバック ・教員自身の振り返り，自己評価，意識の改善 ・教員の教育力向上
学生による学習活動	・教員間のコミュニケーション能力の向上 ・教員の教育活動，実績の記録化 ・教員からのフィードバック ・学生の自己評価
教員と学生の相互作用	・教員と学生とのコミュニケーション能力の向上

表 4-21　授業全般に共通する，あるいは講義・演習・実習に特徴的な評価項目

区分	授業共通	講義	演習	実習
教員による教授活動	・シラバスに応じた目的，内容の伝達 ・授業時間の管理 ・課題の内容・量 ・授業方法 ・学習者の理解度 ・教材の活用と工夫 ・学習環境調整（教室の広さ，空調など） ・授業全体の満足 ・授業中のコミュニケーション	・授業目標の明確性 ・授業内容の系統性 ・授業内容のわかりやすさ（具体性と抽象性の連関） ・授業方法の工夫 ・今後の学習の方向性や課題の提示 ・授業のための環境調整 ・教科書や資料の活用 ・視聴覚教材の活用 ・授業中に質問を受けることと回答 ・教員の話術 ・教員の熱意，工夫 ・成績評価	・事前準備の指示と時間の確保 ・演習課題への時間配分 ・デモンストレーションのわかりやすさ ・講義内容との関連の明確さ ・実演時の指導 ・学生のグループダイナミクスの促進	・事前オリエンテーションのわかりやすさ ・事前準備の指示と時間の確保 ・講義・演習内容との関連の明確さ ・実習目標に応じた指導 ・場面・状況に応じた指導 ・実習およびカンファレンス時間 ・実習指導者からの助言 ・実習記録の指導
学生による学習活動	・予習，事前準備 ・興味・関心 ・内容の理解	・講義内容に関する予習・準備 ・出席，参加態度 ・講義後の自己学習	・授業から得られた成果 ・演習への参加態度	・実習への参加態度
教員と学生の相互作用	・学生の自己学習を含む総合的評価 ・教員からの特別な質問 ・学生からのメッセージ ・自由記述			

表 4-22　授業評価の基準例

項目	評価尺度（該当する数字に○をつけてください）
講義内容	わかりやすかった　5・4・3・2・1　わかりにくかった

表 4-23　講義用授業評価の例（科目終了時に実施する）

区分	項目	評価尺度（該当する数字に○をつけてください）		
授業構成と内容	授業目標は明確であった 授業内容は系統的であった 授業内容はわかりやすかった	明確 系統的 わかりやすかった	5・4・3・2・1 5・4・3・2・1 5・4・3・2・1	不明確 系統的ではない わかりにくかった
教育技術	教科書や資料などは役立った 授業は見聞きしやすかった 質問に答えてくれた	役立った 見聞きしやすかった 答えてくれた	5・4・3・2・1 5・4・3・2・1 5・4・3・2・1	役立たなかった 見聞きしにくかった 答えてくれなかった
学生自己評価	授業の前に準備した 授業に積極的に参加した 授業後に自己学習した	準備した 積極的に参加した 自己学習した	5・4・3・2・1 5・4・3・2・1 5・4・3・2・1	準備しなかった 参加しなかった しなかった
総合評価	総合的によい授業だった	よかった	5・4・3・2・1	悪かった
自由記述				

【回収方法】学生の代表が調査票を回収し，教務課に届ける．

教科目名		年　月　日　　時限目
学生番号　　　　氏名		

図 4-4　記述式の評価の例（フィードバックシートを用いた講義ごとの授業評価）
評価項目を置かず，意見，感想，質問を自由に書く．

　なお，アンケートの項目と基準を設定する際，記名式・無記名式の選択についても検討する．記名式にすると，学生個々の評価や意見を得られる一方，アンケートの記載内容が自分の成績評価に反映されるのではないかと学生が考え，正しく回答しない可能性がある．無記名式では，学生は安心して評価や意見を記載できるもの

の，面倒なことはしたくないと考え，回答しない者もいる．どちらが授業評価の意義，効果においてより有効であるかを検討し，選択する．

3　授業評価の実施

　授業評価のアンケートを作成したら，実施計画を立て，実施する．実施計画では，いつ，誰が，どのようにアンケートに関するオリエンテーションを行い，配付して，回収するかを明確にする．授業評価は，最初の授業時に診断的評価として行うことはあるが，ほとんどの場合は総括的評価として，授業，科目，学年，カリキュラムの終了時に行う．いずれにしても，学生が授業に関して覚えている時期を選ぶとよい．

　学生が集合している場所で，担当教員が授業評価の目的や方法および倫理的配慮について説明したあとにアンケートを配付する．倫理的配慮について説明する際は，アンケートは授業の一環として行うものではあるが，自由意志による参加であり，参加しなくても不利に扱われることはないこと，個人情報の取り扱いなどについても触れる．

　アンケート実施後，教員が直接回収することは避け，回収ボックスを設置して投函してもらう，あるいは事務職員に回収を依頼するなどといった方法が望ましい．

4　教員自身へのフィードバック

　授業評価の結果について尺度化している項目は，得点の頻度や割合，平均値，中央値を算出する．記述データについても，内容分析を行ったあとに頻度を算出する．科目ごとにこれらの結果を公表している学校もある．

　教員は，授業評価の結果を参考にし，授業について自己評価し振り返りを行う．肯定的な評価を得た項目では，さらによい内容になるように工夫をはかり，課題として指摘された点は吟味し，改善点を見出す．授業評価の結果を謙虚に受け入れ，改善することにより，よりよい授業へと導かれるのである．

E カリキュラム評価

カリキュラムは，第2章で述べたように学校の理念，教育目標にもとづき，一貫性，整合性をもって科目を配置することであり，それによって設置主体および教員が目指す教育活動を実現させる(☞28頁)．カリキュラム評価は，目指す教育活動全体を見直して確認し，よりよいものへと改善する活動である．ただ，時間・労力を要し大掛かりになるため，なかなか取り組みにくい．そこで，本項では大規模評価と小規模評価に分けて紹介する．

1 大規模なカリキュラム評価

多くの時間と労力も要する大規模なカリキュラム評価は，毎年行うよりも，何らかの出来事や目的に応じて計画を立て実施するのが一般的である(**表 4-24**)．

1-1 評価の流れ

大規模なカリキュラム評価を行う場合，まず目的を確認したうえで，組織化，評価項目の決定，情報収集，分析を行い，そのうえでカリキュラムを改善するかどうかの意思決定を行う．

1-2 大規模なカリキュラム評価のための教員組織づくり

大規模なカリキュラム評価を行う目的が確認されたら，カリキュラム評価を行うために，まず教員による組織化をはかり，計画的に取り組む．さまざまな専門領域の教員が組織に加わることが望ましい．

1-3 評価項目の決定

大規模なカリキュラム評価は，教育活動の全体計画の評価であり，評価の範囲は広く，評価項目は多い(**表 4-25**)．そのため，すべてを評価の範囲に含めることは困難であり，カリキュラム評価を行う目的に応じ，範囲や項目を決める．

1-4 資料・情報収集

評価項目を決めたあとは，それらの資料やデータ収集を行う．教育理念や目標，学習進度表，年間計画，時間割，シラバスは公表されており，容易に収集できる．

表 4-24　大規模なカリキュラム評価を計画する理由

・学校を設立し，新たなカリキュラムを運用した完成年次に評価する
・指定規則や指導要領の改正に合わせて評価する
・設置主体が変更されたときに合わせて評価する
・期間を経て（5，10年程度），設立趣旨や時代の要請，ニーズに合っているかを評価する

表 4-25　大規模なカリキュラム評価の範囲と評価項目

範囲	評価項目	
内部環境	・設立趣旨，教育理念 ・教育目的・目標 ・教育内容と教育目的・目標との関連 ・必修科目，選択科目の配置 ・教育内容の配列 ・授業科目の各学年への配当，単位数，時間数 ・時間割の設定（授業の開始・終了時間，時間的長さ，1週間の授業日） ・休暇期間，試験期間 ・授業科目開設の方法（通年制，学期制，1週間複数回授業，短期集中型開講など）	・授業の規模・形態（大教室形式，少人数形式など） ・教材・教具（図書，実習室備品，視聴覚教材など） ・教科書，教授用資料 ・指導形態（教授法） ・指導計画（シラバス），指導案（教案） ・指導方法，指導技術 ・教授-学習過程 ・評価システム ・学生の成績や行動 ・履修指導の形態と内容 ・課外活動，課外授業
外部環境	・施設・設備の整備状態 ・教師や指導者の数と資質	・教育予算

　学生の成績や行動に関する情報は個人情報であるため慎重に取り扱い，集団での平均点や標準偏差値などを用いる．学生や教員に対し，学習の到達度や学生生活の満足度を調査する場合もある．その他，外部の資料や教育予算なども含めた客観的な情報を用意することが望ましいが，困難な場合は教員や学生の自由記載など主観的な情報についても収集しておくとよい．

1-5　分析の視点

　カリキュラム評価の分析の視点の基本は，教育理念・目標・構成，教育内容と方法に関する網羅性，整合性，一貫性，そして順序性である（**表 4-26**）．さらに法制度との比較，学校経営の視点も大切である．
　原則的な分析方法は，教育目的や目標を基準として実際のカリキュラム内容や方法に不一致や不具合がないかを比較し，教員間で議論することであり，学生による授業評価も参考になる．目標などに明記されていない点についても，教員や学生が日々の教授-学習活動の中で感じる点を話し合うことが有効である．

表 4-26　カリキュラム評価の分析の視点

分析の視点	基準の例
教育理念・目標・カリキュラム構成	・当該教育機関が掲げている教育理念・目的を達成しているか ・教育理念・目標に向けてカリキュラム構成は内容を包含し一貫性があったか ・教師が理念・目標を理解し一貫性をもって教育活動を行ったか ・各教科のテスト結果(最高点,最低点,平均点)はどうか ・国家試験の合格率,就職率はどうか ・卒業時の学生の満足度はどうか ・目的には関連のない,学びや成果があったかを教員間で討議する
教育内容・方法	・教育理念・目標と教育内容・方法に一貫性があったか. ・教育内容は十分に網羅していたか ・教育内容・方法は,過剰あるいは漏れがなく適切に行われたか ・教育内容の順序性は適切であったか ・教科書や学習教材は適切に使用されたか ・授業評価を活用し,学生による評価,教員自身による自己評価,第三者評価で教育内容・方法は妥当であったかを,教員や学生との討議で明らかにする.改善点がある場合すぐに対応しているか ・学生のニードに応じた内容・方法であったか
法制度との比較	・保健師助産師看護師養成学校指定規則が定めている基準を満たしているか ・国家試験出題基準の内容を網羅していたか ・大学設置基準(大学機関の場合)に定めている基準を満たしているか ・看護系大学協議会による○○データと比較してどうか
学校経営	・学生数,教員数,教室などの環境維持費,教材費は便益に見合っているか ・カリキュラム全体の運営にかかる費用は便益を超えるものになっていないか

1-6　カリキュラムの継続，改善，破棄を決定

　さらに看護基礎教育課程におけるカリキュラム評価では，指定規則や大学設置基準や外部が示した基準を満たしているかを確認する．

2　小規模なカリキュラム評価

　大規模なカリキュラム評価は，時間・労力が大きいため，学校の年間計画の中に組み込みにくい．そこで，小規模なカリキュラム評価の計画を立て，年間計画に組み込み，継続的に行っていくことが望ましい(**表 4-27**)．① カリキュラム実施前(診断的評価)，② カリキュラム実施中(形成的評価)，③ カリキュラム実施後(総括的評価)の時期に行う．具体的には，教育理念，授業設計に則って作成した時間割やシラバス，進度表を資料とし，教員間の意見交換を行う．専門領域や学年担当の異なる教員間で意見交換することにより，網羅性，整合性，一貫性，順序性が適切であるか，不備な点があるか，などに気づくことができる．前年度の学生による授業評価も参考資料となり，授業を受ける学生側の気づきや改善を希望する点が明らかになる．

表 4-27　小規模なカリキュラム評価の実施時期と方法

① **カリキュラム実施前（診断的評価）**
　年度・学期の開始前に，このカリキュラムで開始してよいかどうかの最終確認を行う．すでに作成した時間割，シラバス，進度表などを資料として，教員会議の場で意見交換を行う．教授-学習内容を網羅しているか，重複はないか，順序性に不備はないか確認していく．修正の必要が生じた場合は，教員間で調整することや，学生に最初の授業のときに説明を行うなど，微調整の範囲にとどめる．

② **カリキュラム実施中（形成的評価）**
　日々の教育活動が計画に則って進んでいるか，不備（漏れがある，重複がある，順序が不適切など）がなく運営されているかを，学生による授業評価や教員が感じとったものを記録しておく．これらの記録は，カリキュラム実施後の評価（総括的評価）の資料になる．科目進行の途中で修正が必要になった場合で，1科目の範囲で修正が可能な場合はそのまま対応し，複数の科目にまたがる場合は，教員会議にかけて検討し，調整をはかる．

③ **カリキュラム実施後（総括的評価）**
　年度の終了時に目標の達成状況や学生による授業評価から見直し評価する．改善すべき点があれば，次年度への修正・改善計画を立て，実施する．その場合，年次目標と学生の達成状況，および科目の目標や構成，内容を照らした対比表を作成すると，網羅性，整合性，一貫性，順序性が適切であるかを見直すことに有効である．
　学生の卒業時にもカリキュラム評価を行う．この場合は，3年あるいは2年の教育課程における達成状況からとらえ，卒業時の到達目標と学生の達成状況を照らして評価する．資料には，教育活動計画の他に，学生の最終試験の結果や学生生活の満足度の調査結果を組み合わせ，総合的に評価を行い，次年度以降，改善点や課題を見出すことや，大規模カリキュラム評価の必要性の検討へとつなげる．

　修正・改善が必要な点が生じた場合，時期に応じて対応する．カリキュラム実施前や実施中は微調整にとどめ，実施後に評価を行い，次年度に向けて修正・改善の計画を立て，修正する．科目の変更や開講年次の変更が必要な場合は，大規模なカリキュラム評価へと移行する．

参考文献
- Bloom BS, Hastings JT, et al（著），梶田叡一，渋谷憲一，他（訳）：教育評価法ハンドブック―教科学習の形成的評価と総括的評価．第一法規出版，1973．
- 田島桂子：看護学教育評価の基礎と実際―看護実践能力育成の充実に向けて（第2版），医学書院，2009．
- 小山眞理子（編）：看護教育講座 2―看護教育のカリキュラム．医学書院，2000．
- 舟島なをみ（監修）：看護実践・教育のための測定用具ファイル―開発過程から活用の実際まで．医学書院，2006．
- 石田恒好：教育評価の原理―評定に基づく真の評価を目指して．図書文化社，2012．
- 梶田叡一：教育評価（第2版補訂2版）．有斐閣，2010．
- 田中耕治：教育評価．岩波書店，2008．
- 石井英真：活用する力を評価するパフォーマンス評価．看護教育 55(8)：684-691, 2014．
- 高浦勝義：ルーブリック導入の意義と課題―「学習者中心」の教育評価へ．看護教育 51(12)：1034-1038, 2010．

第 5 章

評価にもとづく修正・再構築

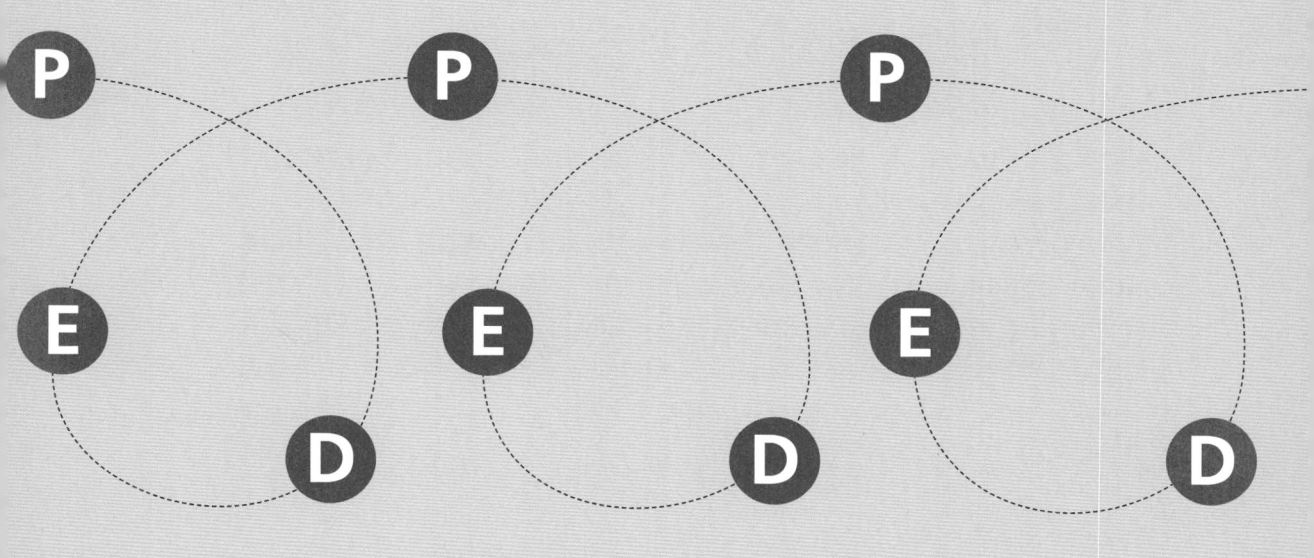

A 評価にもとづいた修正・再構築の意義

　これまで，授業の概要，授業設計，実施，評価について述べてきた．私たち（教員・指導者）は授業を計画・実施し評価する際に，往々にして評価で終了してしまうことが多い．しかし，授業評価とは「明確な目標をもった意図的・計画的な営みである授業の成果を向上させるために，多様な視点，多様な方法により評価し，その結果を関連づけることにより有効なフィードバック情報を得て授業設計や展開を見直し，修正改善していく過程」である[1]．したがって，授業評価は評価で終わるのではなく，見直し，修正改善するまでを含むのである．よりよい授業にしていくためには，評価した結果をもとに授業を修正し，再構築していくことが重要である．計画(P)⇒実施(D)⇒評価(E)⇒修正(再構築)⇒実施というように，PDEサイクル（図1-3 ☞17頁参照）を繰り返すことが授業の改善になり，学習者の目標達成度を向上させ，また，教員や指導者の教育技能の向上につながる．

　修正の対象は，授業設計だけではない．評価の結果によっては，科目の構成，カリキュラムなども修正が必要となる．授業設計の修正は，教員・指導者などの授業実施者が行い，科目の構成，カリキュラムの修正は，領域や教育機関などの組織として取り組むべき課題となるため，協議しながら行う．

　修正の理由となる評価は，学生や教員・指導者などの他者評価だけでなく，自己評価も含まれる．他者評価がなくても，あるいは他者評価がよくても自己評価によって修正を考える．また，評価だけでなく，よりよい授業を展開したいという教員・指導者の熱意によって修正をすることもある（図5-1）．

何を修正し，何を修正しないのか

　多くの教育機関では，科目終了時に授業評価（総括的評価）を取り入れており，この結果をもとに改善点を考える．このとき，評価の全項目で満点をとる授業を目指し，改善すべきなのだろうか．

　筆者の大学には，学生が評価する授業評価の項目の1つに難易度を問うものがあり，「この授業のレベル（難易度）は適切だった」という設問文に対し，学生が5段階評価で答えるようになっている．筆者が担当する科目「クリティカルケア看護」の難易度の評価項目では，全体平均点に至らず難しいと評価されることが多い．全体の満足度をはじめとする他の評価項目は全体平均を上回っているが，毎年難易度だけ

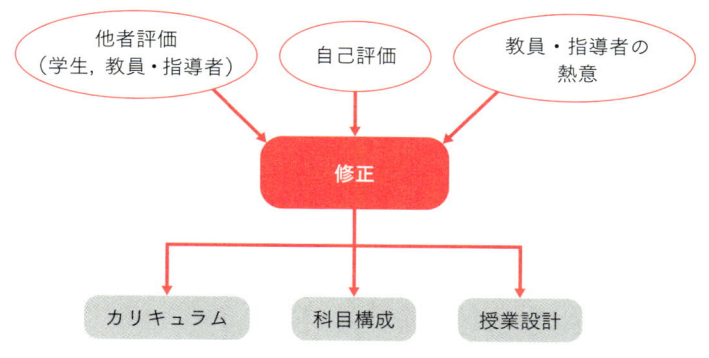

図5-1 修正の契機と対象

は全体平均点に届かない．しかし，筆者はこの結果を受けて，授業の難易度を下げようと考えたことは一度もない．それは筆者の学生時代の経験にもとづいている．

　筆者は，学生時代に腎臓内科の専門医から腎疾患の講義を受けたとき，内容が難しく，講義中はほとんど理解できなかった．筆者だけでなく多くのクラスメートも同じ感想を述べていた．ただ講義ノートはしっかりとっていたため，講義終了後，図書館で腎疾患の書籍を借り，自宅で講義ノートと書籍を照らし合わせながら復習し，やっと講義内容を理解することができ，「先生がいっていたのは，こういうことだったのか」と納得したことを覚えている．このような経験から，自ら学び知識を獲得する過程が重要であり，その態度を身につけてほしいと考えているので，たとえ難しくても重要な内容は講義に含め，あえて難易度を下げないのである．

　これは筆者の教育観の一部であり，教育観と授業評価項目の内容が一致しないときには，教育観を優先している．評価項目の内容，評価の低さの程度，科目の全体の評価結果にもよるが，授業評価に対し，すべてを満点に近づけるように修正する必要があるとは限らないからである．教育機関の理念・教育目標，教員・指導者の教育観なども踏まえて，何を修正し，何を修正しないのかを決定することが大切である．

B 修正の事例

1 カリキュラムの修正

　先にも述べたが，修正の対象は，授業設計だけでなく，カリキュラム，科目構成も含まれる．評価をもとにした修正の事例を説明する．

　カリキュラムの修正は，保健師助産師看護師学校養成所指定規則が改正されたことにより修正する場合と，指定規則の改正とは関係なく，教育機関の判断により修正する場合がある．

　カリキュラムは，各教育機関のカリキュラムポリシーを踏まえ修正する．新カリキュラムの内容に漏れがないか，旧カリキュラムから新カリキュラムへ順調に移行できるかといった点について，年度・学年ごとにシミュレーションを行うなど，慎重に確認することが重要である．カリキュラムの修正の実際に関しては，本書の意図するところから離れ，また頁数も限られていることから他の書籍にゆずる．

　なお，カリキュラムを修正する場合，それぞれの教育機関の設置主体（文部科学省または厚生労働省）への届け出が必要となる．

2 科目構成の修正

　科目終了後は，科目構成を見直すよい機会である．科目を構成する各単元内容の適切性や，単元にあてる時間数の配分など改善点の有無を評価する．

事例　科目構成の改善を目指した修正

> 　カリキュラム改正を受け，A年の成人看護学の新カリキュラムがスタートした．カリキュラム改正前は，周手術期の看護の講義に30時間を割いていたが，カリキュラム改正後は，急性期看護学（2単位30時間）の中で，周手術期の看護の時間数を18時間（9回）とした．周手術期の時間数が30時間から18時間へと大幅に減少したため，今まで実施していた周手術期の看護過程を授業に組み込めず，授業内容を**表5-1**のように組み立てた．

表 5-1　A 年の周手術期の看護の授業設計

回数	授業内容
1	周手術期看護の概要（周手術期過程，看護の対象特性，看護の目的と役割）
2	術前期の看護（術前のフィジカルアセスメントとリスク評価，手術療法に必要な身体準備と患者教育）
3	術中期の看護（麻酔法と看護）
4	術中期の看護（感染予防と安全管理）
5	手術侵襲と生体反応
6	術後疼痛と看護
7	術後合併症と予防のための援助
8	開腹術を受ける患者の看護（胃）
9	開胸術を受ける患者の看護（肺）

10～15 回は生命危機状態にある患者の看護

表 5-2　B 年の周手術期の看護の授業設計

回数	授業内容
1	周手術期看護の概要（周手術期過程，看護の対象特性，看護の目的と役割）
2	術前期の看護（術前のフィジカルアセスメントとリスク評価，手術療法に必要な身体準備と患者教育）
3	術中期の看護（麻酔法と看護）
4	術中期の看護（感染予防と安全管理）
5	手術侵襲と生体反応・術後疼痛
6	看護過程の展開（術前）
7	術後合併症と予防のための援助
8	看護過程の展開（術後）
9	

10～15 回は生命危機状態にある患者の看護

下線：表 5-1 から修正した部分

■ 評価・修正

　講義終了後，実際に実習に出てみると，基礎看護学で看護過程を学んでいても，周手術期の看護過程の展開に学生は戸惑い，カリキュラム改正以前の学生に比べ記録にかける時間が増加していること，アセスメントに関する記録の内容が以前より浅いなどの課題が明らかとなった．そこで翌年（B 年）に，急性期看護論の科目の中で時間数を割り振る調整を検討した（**表 5-2**）．A 年の第 6，8，9 回の分を B 年では看護過程に変更し，A 年の「第 8 回　開腹術を受ける患者の看護（胃）」「第 9 回　開

胸術を受ける患者の看護(肺)」の内容を講義ではなく，看護過程を通して学べるよう事例の作成を工夫した．また，A年の「第6回　術後疼痛と看護」については，B年の「第5回　手術侵襲と生体反応」の講義時に含まれるように変更した．学習効果を考え，各期の看護過程の展開を連続して実施するのではなく，術前・術中の講義が終了したあとに術前の看護過程を，術後の講義が終了したあとに術後の看護過程を展開するよう計画した．

■ 修正した効果

　授業内容を修正したあとの実習(B年)では，修正前と比べ，看護過程をスムーズに展開できるようになり，看護過程の内容も深められるような変化が認められた．しかし，術後の生活適応や心理面を考える視点が不十分であることが新たな課題となったため，翌年，その内容を含めるよう授業設計をさらに修正した．

3　授業設計の修正

　授業設計を改善し，効果的な授業をするためには，日ごろの問題意識とちょっとした改善を積み重ねていくことが大切である．授業設計の修正事例を示し説明する．

3-1　事例　学習定着率の向上を目指した修正—ラーニングピラミッドの活用

> 　担当している「クリティカルケア看護論」の講義は，生命危機の状態にある患者の呼吸・循環の看護などを扱っており，人工呼吸器を理解し看護を考えるなど内容の難しいものが含まれる．わかりやすい説明，教材の検討，発問の取り入れなど講義の工夫をし，学生の理解度を，フィードバックシートに記載されている内容から推察はしたが，正確に把握することは学期末のテストまでできずにいた．

■ 評価・修正

　ある研修に参加したときのことである．参加者がペアになり，講義の途中と最後に講義内容をお互いに1分間，ペアになった相手に要約し伝えることを経験した．1分間で要約するためには，何が重要かを考えて講義を聴かなければならず，また言語化する過程で，自分が何を理解できていて，何を理解できていないのかが自覚できることに気がついた．

　講義内容の要約をペアの相手に伝えるという行為は，学習の定着を促すことをラーニングピラミッド(learning pyramid)は示している．ラーニングピラミッドは，学

```
        5%
        講義
       10%
       読む
      20%
      視聴覚教材の活用
     30%
     デモンストレーション
    50%
    グループ討論
   75%
   自ら体験する
  90%
  人に教える
```

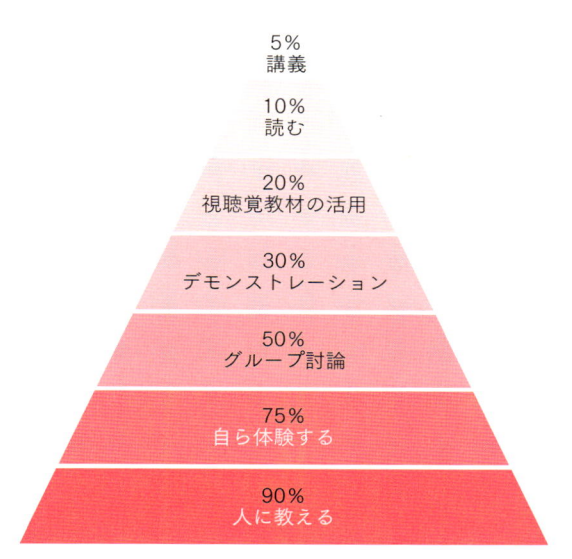

図 5-2　ラーニングピラミッド
〔Business Simulations：Teaching Methods and Retention．http://www.simulations.co.uk/pyramid.htm と，The Peak performance Center：Learning Pyramid．http://thepeakperformancecenter.com/educational-learning/learning/principles-of-learning/learning-pyramid/（どちらも 2015 年 7 月 21 日アクセス）を参考に筆者作成〕

習方法別の平均学習定着率を示したものである（**図 5-2**）[2,3]．定着率は講義では 5％，文献などを読むと 10％，視聴覚教材の活用では 20％，デモンストレーションでは 30％，グループ討論では 50％，自ら体験すると 75％，人に教えると 90％となっている．つまり，講義では学習内容が 5％しか記憶に残らないが，シミュレーションや実習など自ら体験する場合の学習定着率は 75％，人に教える場合は 90％と，講義など知識を得るだけの受け身的な学習より，知識などを実際に活用する能動的な学習のほうが，学習定着率が高いことを示している．

　より効果的な講義を行いたいという思いから，このラーニングピラミッドを活用し，学習の定着を目指し，次のように修正した（**表 5-3**）．

■ 修正した効果

　お互いに話す中で不明な点，疑問に思った点などを指摘するように指導した．学生は，講義中に今日の講義のポイントについて自分で考えるようになり，「以前より真剣に講義に取り組むようになった」「復習ができてよい．今後も続けてほしい」と感想を述べていた．講義終了前の 1 分間要約[4]は，ラーニングピラミッドの分類のグループ討論に近く，講義や視聴覚教材だけを用いる教育方法より，学習効果があったのではないかと学生の評価から推察する．

B　修正の事例　　157

表 5-3 指導案―修正前と修正後

【修正前】

		指導内容	指導方法	指導上の留意点
まとめ	5分	本日の講義の振り返り フィードバックシートの記載	講義への意見・質問の記載	講義内容を発展させる,または深める質問の記載を促す.

【修正後】

		指導内容	指導方法	指導上の留意点
まとめ	10分	本日の講義の振り返り <u>1分間要約</u>	<u>学生が2人1組になり,1人1分間で,本日の講義のポイントを,ペアの相手に交互に話す.</u>	<u>2回目に行う学生は,1回目の学生が言ったこと以外のことを話すように伝える.</u>
		フィードバックシートの記載	講義への意見・質問の記載	講義内容を発展させる,または深める質問の記載を促す.

下線：修正部分

3-2　事例　学習意欲の向上を目指した指導方法の修正―ARCS モデルの活用

　学習意欲を高めるために ARCS モデル（☞40頁）の A，つまり注意(attention)がもてるよう指導方法を修正した例を紹介する．

> 　講義中に質問をする学生は少ないため，講義終了時，学生にフィードバックシートを用いて質問や感想を記入させていた．質問を記入する学生は全体の 20〜30% であり，他の学生は感想を記入していた．感想もさまざまで，学習意欲が感じられない内容のフィードバックシートもあった．もう少し学生の学習意欲を向上させ，フィードバックシートの内容を充実させたいと感じていた．

■ 評価・修正

　学習意欲を向上させるためには，学生個々に，何らかの形で刺激を与えることが必要なのではないかと考えた．そこで ARCS モデルを活用し，学生の学習意欲の向上を目指した．

　ARCS モデルの「注意」は，「知覚的喚起」「探求心の喚起」「変化性」からなる．このうち，「探求心の喚起」とは，「質問をし，矛盾を創造し，探求心をもたせ，課題

```
  月   日   学籍番号（        ）   氏名_____

  講義の質問または感想を書いてください．
  ............................................................
  ............................................................
  ............................................................
```

図 5-3　フィードバックシート

```
               臨床看護学Ⅲ    S-T シャトルカード
 学籍番号（        ）     氏名_____

 | 月/日 | 言いたいこと・聞きたいこと          | あなたへの伝言板              |
 |-------|------------------------------------|------------------------------|
 | 10/3  | デモンストレーションで学生が言ってい | とてもよい質問です．当然安易な |
 |       | たことで質問です．救急で治療を受け   | 返答は避けたほうがいいと思いま |
 |       | ている患者の家族から取り乱した様子で，| す．「今，全力で治療をしています．|
 |       | 「子どもは大丈夫ですか」と聞かれ，状 | 医師から説明がありますので，○ |
 |       | 態を把握していないのに，家族を落ち着 | 分ほどお待ちいただけますか」と |
 |       | かせようとして「大丈夫です」と答えて | 答えたほうがいいでしょう．     |
 |       | いましたが，それでいいのでしょうか． |                              |
 | 10/10 |         学生記入                   |         教員記入             |
 | 10/17 |                                    |                              |
```

図 5-4　S-T シャトルカード

　を考えさせることで，好奇心を増す」ことである．この「探求心の喚起」をはかるため，「フィードバックシート」（**図 5-3**）を「S-T シャトルカード」（**図 5-4**）に変更した．S-T シャトルカードの S は student（学生），T は teacher（教員）を意味する．シャトルバスが近距離を一定間隔で往復するのと同じように，学生（S）と教員（T）の間を往復するカードという意味から，S-T シャトルカードという．

　フィードバックシートの場合，質問を書いた学生は，次回の講義で教員から返答が得られるが，質問を書かなかった学生は，教員から直接的なフィードバックを受けることはない．シャトルカードにすることで，毎回すべての学生に教員からコメントが返されることになり，教員がコメント欄に上手に質問を追加することで，「探

B　修正の事例　　159

求心の喚起」ができる．また，学生から受けた質問で重要な内容については，次回の講義開始時に，全学生の前で質問と返答について話し，共有するようにした．このことは学生の興味をとらえる「知覚的喚起」につながる可能性がある．さらに，ポジティブフィードバックを記載することにより，Ｓすなわち満足感（satisfaction）のうちの「外発的な報酬」を与えることにつながる．

■ 修正した効果

　最終の授業評価の自由記載欄に，シャトルカードに関して「1人ひとりに対し，丁寧にコメントしてもらい嬉しかった」「授業に興味がもてた」など学生の肯定的な意見が書かれていた．100人という大人数の学生を受け持つ教員にとっては，シャトルカードにコメントを記載するのは時間がかかり，労力を必要とするが，1人ひとりの学生の質問や感想が1枚の用紙に残るため，講義期間における各学生の成長過程もみることができた．

3-3　事例　到達目標（指導目標と行動目標）の修正

> 　酸素投与，吸引・吸入（鼻腔と口腔）の演習を計画し，実施した．最初の目標は，学生全員が鼻腔と口腔の吸引・吸入が体験できることを目指した（**表5-4，5**）．しかし，実際に演習を展開してみると，グループによって進度が異なり，時間内に吸入を体験できない学生がでてしまった．また，教室の広さが十分でなかったことが原因で，物品を準備するときに学生がスムーズに移動することができなかった．

■ 評価・修正

　吸引は，学生全員が安全・確実に実施できるようにしたい．ただ，演習にかかわれる教員数や物品数の都合上，1グループの学生の人数を減らして演習を展開することは困難であった．一方，吸入に関する基本的知識は，講義で押さえており，機器の使い方が複雑ではないことから，時間に余裕があれば体験するようにし，学生全員が実施できなくてもよいこととした．この変更に伴い，指導目標を**表5-6**のように修正し，行動目標（**表5-5**）の「行動目標3-2　効果的な吸引を実施するため，吸入について準備し実施することができる」を削除した．また，広い教室を確保するために，広い教室を使用していた他の演習と授業時間が重ならないように調整した．

表 5-4　修正前の指導目標

1) 移動時の酸素投与の準備が安全・確実にでき，指示された量の酸素投与が実施できる．
2) 病室での酸素投与の準備が安全・確実にでき，指示された量の酸素投与が実施できる．
3) 術後患者の吸引の必要性をアセスメントでき，効果的な吸引を実施するための計画を立案し，実施することができる．
4) 術後患者の口腔ならびに鼻腔吸引を安全・確実に実施することができる．

表 5-5　修正前の行動目標

1-1　酸素吸入の目的・適応を踏まえ，酸素ボンベ，圧力計，酸素流量計，酸素カニューレを準備することができる．
1-2　酸素ボンベ，圧力計，酸素流量計を確実に接続できる．
1-3　酸素ボンベの酸素残量から酸素投与可能時間を算出することができる．
1-4　移動時に使用する酸素の指示された酸素流量を確実に投与することができる．
2-1　中央配管式(CPS)の酸素流量計，蒸留水を準備でき，酸素流量計を CPS に確実に接続することができる．
2-2　酸素ボンベの酸素流量計から CPS の酸素流量計に酸素カニューレを確実に接続でき，病室において指示された酸素流量を確実に投与することができる．
3-1　術後患者の呼吸状態を把握し，吸引の必要性をアセスメントできる．
3-2　効果的な吸引を実施するため，吸入について準備し実施することができる．
4-1　口腔ならびに鼻腔吸引を，安全に実施するための留意点を述べることができる．
4-2　吸引実施前に，患者への説明と同意を得ることができる．
4-3　吸引圧，吸引カテーテルの挿入の長さ，カテーテル挿入時の操作，吸引時間を正確に吸引することができる．
4-4　吸引時，患者への声かけができる．
4-5　吸引時，吸引後の患者の観察ができる．
4-6　吸引の効果についての評価ができる．

表 5-6　修正後の指導目標

1) 移動時の酸素投与の準備が安全・確実にでき，指示された量の酸素投与が実施できる．
2) 病室での酸素投与の準備が安全・確実にでき，指示された量の酸素投与が実施できる．
3) 術後患者の吸引の必要性をアセスメントでき，効果的な吸引を実施するための計画を<u>立案することができる</u>．
4) 術後患者の口腔ならびに鼻腔吸引を安全・確実に実施することができる．

下線：表 5-4 から修正した部分

■ 修正した効果

　物品準備時に学生がスムーズに移動できるようになり，到達目標も達成できた．

　修正の事例をいくつか述べてきた．修正には，評価の結果，課題が明確になり授業案やカリキュラムなどを修正する場合と，明確な課題がなくても，少しでもよい授業にするために新しい取り組みを取り入れる場合がある．
　前者の場合は，指導目標や行動目標などから指導方法までを系統的に修正するこ

とが求められる．場合によっては，三観の見直しなども必要である．

　後者の場合は，新たな教育方法を知ることがポイントであり，知ったうえで自分の授業に取り入れるかを検討する．新しい取り組みの多くは，新しい指導方法の導入である．指導方法のバリエーションを増やすためには，① 同じ教育機関内で授業参観を行い，他の教員の優れた指導方法を知り活用すること，② 学外の講演・セミナーなどに積極的に参加し，講演会などで講師が用いた聴衆を引きつける技能，あるいは上手な教え方を分析し，取り入れてみること，③ 所属機関の FD(faculty development)[5][*1]として，魅力的な授業について取り組むことなどの方法があり，些細な修正でもいいので，改善の意識をもちつづけ，修正を継続していくことが大切である．

引用文献
1) 水越敏行：授業評価．細谷俊夫，河野重男，他（編）：新教育学大事典（第4巻），p. 74，第一法規出版，1990．
2) Business Simulations：Teaching Methods and Retention．http://www.simulations.co.uk/pyramid.htm（2015年7月21日アクセス）
3) The Peak performance Center：Learning Pyramid．http://thepeakperformancecenter.com/educational-learning/learning/principles-of-learning/learning-pyramid/（2015年7月21日アクセス）
4) 齋藤 孝：1分で大切なことを伝える技術．pp. 22-28，PHP研究所，2009．
5) 文部科学省HP：中央教育審議会 大学分科会 制度部会〔第21回（第3期第6回）議事録〕配付資料 5-1http://www.mext.go.jp/b_menu/shingi/chukyo/chukyo4/003/gijiroku/06102415/004.htm（2015年7月14日アクセス）

---

*1　教員が授業内容・方法を改善し向上させるための組織的な取り組みの総称．

索引

数字・欧文

2年課程　27
3年課程　27
ADDIE モデル　17
ARCS モデル　40
e-learning　113
GPA　126
PBL　106, 129
PDE サイクル　2, 17
PDS サイクル　17

和文

あ

アクティブラーニング　102
アンケート　142

い

一般目標　45
逸話記録　133
インシデント　101

え

演習　12
　――, 看護技術　92
　――の意義　12
　――の実施　90
　――の指導案　54
　――の準備　72
　――の成績評価　136
　――の単位　12
　――の導入　90
　――の特徴　12

か

学習意欲　39
学習理論　36
学生観　34
学校教育法　4
科目構成の修正　154
カリキュラム　28
　――の修正　154
　――の評価　146
看護学生　3
看護技術演習　92
看護基礎教育課程　26
看護基礎教育機関　4, 26
看護教員　4
　――の要件　4
看護師等養成所の運営に関する指導ガイドライン　5
観察法　132
患者の選定　15
カンファレンス　16, 99

き

机間巡視　84
客観テスト　128
教育課程　26
　――, 学校教育法における　26
　――, 保健師助産師看護師学校養成所指定規則における　27
教育技法　82
教育評価　118
　――, 活動・実践の質に関する　138
　――, 教育目標の分類体系別　122
　――, 時期別の　122
　――, 対象別の　124
　――の意義　120
　――の種類　121
　――の歴史　118
教育目的・目標　28, 30
教育理念　28, 30
教具・教育機器　76
教材　5, 74
教材観　31

教材研究　20, 73
協同学習　103

く

グループダイナミクス　99
グループワーク　91

け

形成的評価　98, 123
ゲーミフィケーション　113
ゲスフーテスト　133

こ

講義　9
　――の意義　11
　――の実施　82
　――の指導案　51
　――の準備　72
　――の成績評価　135
　――の単位　9
　――の特徴　11
口述試問　132
構成主義　38
行動主義　36
行動描写法　132
行動目標　45
個人内評価　127
個別指導面接　98

さ・し

三観　20, 31
ジグソー学習　104
自己評価　124
指示　10, 82
事前オリエンテーション　16
視聴覚メディア教材　10
実習　13
　――の意義　14
　――の指導方法　98
　――の準備　73

163

実習
　——の成績評価　137
　——の単位　13
　——の特徴　14
　——の目標　15, 95
実習指導　95
実習指導案　59
　——の週案　63
　——の日案　69
実習指導者　4, 15
　——の要件　5
質問　11, 83
指導案　50
　——, 演習の　54
　——, 講義の　51
　——, 実習の　59
指導観　35
指導計画　50
指導目標　44
　——の動詞表現　45
シミュレーション教育　109
指名　84
修正　152
　——, 科目構成の　154
　——, カリキュラムの　154
　——, 授業設計の　156
授業　3
授業科目　30
授業計画　26
授業計画書　20
授業設計　17
　——, 狭義の　20
　——, 広義の　18
　——の修正　156
授業評価　86, 142, 152
　——の実施　145
授業方法　9
主題　21
情意領域　45
情報通信機器　112

シンク-ペア-シェア　85, 104
診断的評価　123

せ
精神運動領域　45
成績評価　125
　——, 演習の　136
　——, 講義の　135
　——, 実習の　137
　——の実施　134
　——の測定用具　128
絶対評価　126
説明　10, 82
専修学校　27

そ
総括的評価　86, 98, 124
相互評価　124
相対評価　125
測定用具　128
卒業要件　29

た
大学　26
他者評価　124
単位
　——, 演習の　12
　——, 講義の　9
　——, 実習の　13
短期大学　26
単元　21
単元計画　22
単元目標　21

ち・て・と
チェックリスト　132
デモンストレーション　90
当事者参加型学習　92

に
認知主義　37
認知領域　45

は
バズセッション　85
発問　10, 82
パフォーマンス評価　140
板書　84

ひ
評価　118
　——, カリキュラム　146
　——, 形成的　98, 123
　——, 個人内　127
　——, 自己　124
　——, 授業　142
　——, 診断的　123
　——, 成績　125
　——, 絶対　126
　——, 総括的　98, 123
　——, 相互　124
　——, 相対　125
　——, 他者　124
　——, パフォーマンス　140
　——, ポートフォリオ　138
　——, ルーブリック　140
評価計画　22
評定法　132
病棟オリエンテーション　97

ふ
フィードバックシート　86
ブルームの教育目標分類　44, 119
プロジェクト型学習　108

へ・ほ
ペーパーペイシェント　91
ポートフォリオ　111

ポートフォリオ評価　138
保健師助産師看護師学校養成所指定
　規則　4
保健師助産師看護師実習指導者講習
　会実施要綱　5
本時　22
本時計画　22

め

面接　98
面接法　132

も

模擬患者　91

問題基盤型学習（PBL）　106, 129
問題場面テスト　128
問答　83

よ

要件
　——, 看護教員の　4
　——, 教育機関別の看護教員の　5
　——, 実習指導者の　5
　——, 卒業　29

ら・り

ラウンド-ロビン　104
リアクションペーパー　86

リフレクションシート　86

る・れ

ルーブリック評価　140
レディネス　39
レポート　131

ろ

ロールプレイ　91
論文体テスト　131